DIETA VEGANA

Un Tuffo Nella Salute

(Ricette Di Dolci Di Dieta Vegana Per Adottare
Uno Stile Di Vita Vegano)

Lillo Pinto

Traduzione di Daniel Heath

© **Lillo Pinto**

Todos os direitos reservados

Dieta Vegana: Un Tuffo Nella Salute (Ricette Di Dolci Di Dieta Vegana Per Adottare Uno Stile Di Vita Vegano)

ISBN 978-1-989837-05-4

TERMINI E CONDIZIONI

Nessuna parte di questo libro può essere trasmessa o riprodotta in alcuna forma, inclusa la forma elettronica, la stampa, le fotocopie, la scansione, la registrazione o meccanicamente senza il previo consenso scritto dell'autore. Tutte le informazioni, le idee e le linee guida sono solo a scopo educativo. Anche se l'autore ha cercato di garantire la massima accuratezza dei contenuti, tutti i lettori sono avvisati di seguire le istruzioni a proprio rischio. L'autore di questo libro non potrà essere ritenuto responsabile di eventuali danni accidentali, personali o commerciali causati da un'errata rappresentazione delle informazioni. I lettori sono incoraggiati a cercare l'aiuto di un professionista, quando necessario.

INDICE

Parte 1 1

Introduzione 2

Capitolo 1: Superfood Vegetariano Per Ottimizzare La Salute 5

    Cosa Sono I Superfoods? 5
    Superfood Vegetariano 6
    Elenco Di Superfood Vegetariani 7

Capitolo 2: Benefici Della Dieta Di Superfood Vegetariana 18

    Aumento Dell'Energia E Guadagno Muscolare 22
    Riduzione Delle Infiammazioni E Dell'Acidità Corporea 25
    Rinforzamento Del Sistema Immunitario, Detox Corporeo E Anti-Età 28
    Livelli Di Colesterolo E Zuccheri Regolati 29
    Invecchiare Con Successo E Lunga Vita 31

Capitolo 3: Ricette Vegetariane Con Superfood 34

    10 Ricette Per La Colazione Vegetariane Con Superfood 34
    Smoothie Avocado, Cocco E Matcha 34
    Smoothie Cacao, Mirtillo E Kefir 36
    Smoothie Di Frutti Rossi E Spirulina 38
    Barrette Di Granola superfood 39
    Panini Croccanti Con Mix Di Semi 40
    Barrette Per La Colazione All'avena E Cacao 42
    Pudding Di Riso Selvatico Per La Colazione 45
    Insalata Di Germogli Di Grano Per La Colazione 47
    Porridge Di Cocco Sfilacciato, Quinoa E Chia 49
    Ciotola Di Superfood Acai Per La Colazione 51

10 Ricette Per Piatti Principali Vegetariane Con Superfood .. 52
Verdure Grigliate E Hemp Fu Marinato 52
Zuppa Cremosa Di Fagioli Bianchi Con Riso Selvatico 54
Insalata Di Broccoli E Fave 56
Insalata Di Edamame, Quinoa E Verza 61
Insalata Verde Di Fave Con Quinoa E Salsa All'avocado 63
Insalata Verde Di Avocado E Bulgur Con Hemp Fu Fritto ... 65
Insalata Di Fave E Rucola Con Albicocche E Hemp Fu 66
Bulgur Al Curry E Fagioli Di Lima Con Zucca 69
Insalata Di Fave E Broccoli Con Condimento Di Tahina 71

Conclusioni 73

Parte 2 74

Introduzione 75

Capitolo 1: Superfood Vegetariano Per Ottimizzare La Salute .. 78

    Cosa Sono I Superfoods? 78
    Superfood Vegetariano 79
    Elenco Di Superfood Vegetariani 80

Capitolo 2: Benefici Della Dieta Di Superfood Vegetariana 91

    Aumento Dell'energia E Guadagno Muscolare 95
    Riduzione Delle Infiammazioni E Dell'acidità Corporea 98
    Rinforzamento Del Sistema Immunitario, Detox Corporeo E
    Anti-Età 101
    Livelli Di Colesterolo E Zuccheri Regolati 102
    Invecchiare Con Successo E Lunga Vita 104

Capitolo 3: Ricette Vegetariane Con Superfood 107

    10 Ricette Per La Colazione Vegetariane Con Superfood 107
    Smoothie Avocado, Cocco E Matcha 107

Smoothie Cacao, Mirtillo E Kefir *109*
Smoothie Di Frutti Rossi E Spirulina *111*
Barrette Di Granolasuperfood *113*
Panini Croccanti Con Mix Di Semi *114*
Barrette Per La Colazione All'avena E Cacao *116*
Pudding Di Riso Selvatico Per La Colazione *118*
Insalata Di Germogli Di Grano Per La Colazione *121*
Porridge Di Cocco Sfilacciato, Quinoa E Chia *122*
Ciotola Di Superfood Acai Per La Colazione *124*
10 Ricette Per Piatti Principali Vegetariane Con Superfood 125
Verdure Grigliate E Hemp Fu Marinato *125*
Zuppa Cremosa Di Fagioli Bianchi Con Riso Selvatico *127*
Insalata Di Broccoli E Fave *129*
Insalata Di Edamame, Quinoa E Verza *134*
Insalata Verde Di Fave Con Quinoa E Salsa All'avocado .. *136*
Insalata Verde Di Avocado E Bulgur Con Hemp Fu Fritto . *138*
Insalata Di Fave E Rucola Con Albicocche E Hemp Fu *139*
Bulgur Al Curry E Fagioli Di Lima Con Zucca *142*
Insalata Di Fave E Broccoli Con Condimento Di Tahina *144*

Conclusioni 146

Parte 1

Introduzione

Il Rifugio Vegano fornisce informazioni dettagliate su come una dieta vegetariana fornisce un nutrimento completo e bilanciato che incontra i bisogni nutrizionali del corpo. Contiene anche le migliori fonti di cibi vegetali provenienti dai maggiori gruppi alimentari per fornire al corpo i corretti apporti e tipi di nutrienti essenziali nel mantenere la salute ottimale ed assicurare un corretto funzionamento del corpo.

In questo libro, parleremo dei benefici del seguire una dieta vegeriana, ponendo enfasi sui cibi ricchi di nutrienti provenienti da finti vegetali, conosciuti per possedere proprietà benefiche e mediche. Questi cibi ricchi di nutrienti vengono chiamati "SUPERFOOD". I superfood sono stati a lungo riconosciuti per le loro proprietà anti-età e potenziative del sistema immunitario, le quali possono contribuire in un invecchiamento più in salute e a portare una certa longevità. Altri benefici del nutrirsi di superfood vegetali comprendono la prevenzione ed il trattamento di alcune malattie della salute, la riduzione dei rischi di malattie cardiovascolari, colesterolo e zuccheri nel sangue tenuti sotto controllo, più alti livelli d'energia, perdita di peso salutare, regolazione della massa corporea, miglioramento della salute digestiva, aumento dell'assorbimento delle sostanze nutritive, miglioramento dello stato di salute e invecchiamento radioso.

Con una dieta vegetale di superfood, raggiungerai un ottimo stato di salute ed il rischio di svariate malattie e condizioni di cattiva salute viene effettivamente ridotto. Non c'è una forma specifica di dieta in quanto è stato scientificamente provato e testato il fatto che gli esseri umani possono direttamente influenzare la propria longevità.

In questo libro troverai ricette con superfood vegetariani salutari e deliziose che sono facili da preparare e sono specificatamente create per fornirti ricette vegetariane varie e gustose. Prova queste ricette vegetariane ricche di sapore ora per dare al tuo corpo le sostanze nutritive necessarie per un sistgema immunitario più forte, livelli maggiori di energia, promuovere la salute generica ed aumentare la longevità.

Capitolo 1: SUPERFOOD VEGETARIANO PER OTTIMIZZARE LA SALUTE

Cosa sono iSuperfoods?

I superfood vegetariani sono ricchi di nutrienti ed antiossidanti, rendendoli così gli alimenti migliori per una dieta salutare e bilanciata. I superfoodcontenfono tutti i nutrienti essenziali richiesti dal corpo quali vitamine, minerali, grassi sani, fibre e proteine. Sono anche ricchi di sostanze benefiche e medicinali quali antiossidanti e composti anti-cancerogeni e anti-infiammatori.

Quando i superfood vengono integrati in una dieta vegetariana si ottengono svariati benefici per la salute e curativi, tra cui una salutare perdita di peso, guadagno di massa muscolare, energie aumentate, sistema immunitario più forte, salute digestiva migliore, livelli regolari di zuccheri e colesterolo, invecchiamento salutare e longevità aumentata.

È anche la forma di dieta più sana perché raccomanda di consumare principalmente alimenti che forniscono livelli sufficienti di sostanze nutritive per incontrare le richieste nutritive del corpo e per guadagnare un'ottima salute. La maggior parte dei superfood vegetariani sono principalmente liberi da sostanze dannose e hanno poche calorie, rendendoli la miglior fonte di alimenti per ottenere una gran longevità.

Superfoodvegetariano

Uno dei principi più basilari della salute è seguire una dieta di cibi sani e nutrienti invece che tipi processati per mantenere un peso salutare ed aumentare la salute globale. Dare al tuo corpo i nutrienti giusti piuttosto che riempirlo di calorie "vuote" ti aiuterà non solo a perdere i chili di troppo, è un ingrediente fondamentale per vivere una vita lunga e sana. Credici o meno, molte persone che sono obese sono in realtà profondamentemalnutrite.
<u>Le migliori qualità dei superfood:</u>

Prontamente disponibili e non processati o raffinati

Ricchidi sostante nutritive conosciute per aumentare la longevità

Forniscono benefici salutari che vengono supportati da ricerche e studi o sono scientificamente provati

Elenco di Superfoodvegetariani

Cacao

Il cacao naturale è una fonte salutare di grassi ed è ricco di antiossidanti, presenti nella stessa quantità o forse anche maggiore in altre fonti ampiamente conosciute, come le bacche acai, i mirtilli, melograni ed altri frutti. I tipi di antiossidanti provenienti dal cacao aiutano a proteggere contro le malattie cardiache, promuovono la salute cardiovascolare, e promuovono il normale funzionamento del sistema nervoso.

È raccomandato consumare cacao naturale e semi di cacao non dolcificati.

Bacche

Bacche di Acai

Le bacche di Acai sono piene di acidi grassi essenziali, amminoacidi e antiossidanti. Tra le proprietà benefiche di queste bacche ci sono l'aumento dell'energia, il regolamento dei livelli del colesterolo, il miglioramento della salute digestiva, e potenzia la salute globale ed il benessere.

Bacche di Goji

Le bacche di Goji contengono un alto valore di vitamina A, vitamina C, vitamina B12, ferro, selenio, ed antiossidanti. Queste sostanze nutritive possono aiutarti a potenziare il sistema immunitario, combattere il cancro, prevenire malattie cardiovascolari e potenziare le funzioni cerebrali per allungare la vita.

Mirtilli

I mirtilli sono ricchi di antiossidanti che possono aiutare a migliorare il funzionamento cerebrale e nervoso, ridurre le condizioni e le malattie relative all'età, eliminare i radicali liberi e le tossine, migliorare la digestione e ridurre le infiammazioni.

Altri frutti superfood:

Bacche di Noni
Ciliegie
Melograni
Mangostano
More
Uva spina

Alghe

Le alghe ed i vegetali marini sono eccellenti fonti di proteine, ricche di minerali (calcio, iodio, ferro e magnesio) e di vitamina C.

Lo iodio naturale contenuto in questi alimenti è essenziale per mantenere la tiroide funzionante. Ha anche proprietà antibatteriche, anti-infiammatorie ed antivirali, e tra i suoi effetti benefici ci sono la prevenzione delle malattie cardiovascolari e del diabete, la regolazione dei livelli di zucchero nel sangue, miglioramento della memoria, miglioramento della vista e potenziamento delle funzioni del fegato.

Spirulina

La spirulina è un tipo di micro-alga tra i vari superfood ed è considerata un alimento completo perché contiene grandi quantità di macronutrienti essenziali, micronutrienti, ed altri composti benefici necessari al corpo.

Tra i benefici per la salute dell'aggiungere la spirulina nella propria dieta ci sono la riparazione delle cellule danneggiate, l'aumento dell'energia, il combattimento contro l'invecchiamento e il mantenimento della salute generica.

Clorella

La clorella, un'alga blu-verde imparentata alla spirulina, è una grandiosa fonte naturale di amminoacidi essenziali, beta-carotene, clorofilla, potassio, magnesio, fosforo, biotina e vitamine del complesso B. Contiene alti livelli di molti tipi di composti benefici che possono aiutare ad aumentare le energie, potenziare il sistema immunitario, combattere il cancro, regolare i livelli di colesterolo e di zuccheri nel sangue, incentivare la perdita di peso ed eliminare metalli tossici, radicali liberi e particelle radioattive nel corpo.

Verdure crucifere

Le verdure crucifere hanno delle fantastiche proprietà nutrizionali e curative che aiutano a potenziare l'adeguato funzionamento dei diversi sistemi nel corpo, disintossicando anche dalle sostanze chimiche dannose e dalle tossine, migliorando la salute digestiva, la completa digestione del cibo e l'assorbimento delle sostanze nutritive; facilitano inoltre la perdita di peso grazie al loro grande quantitativo di fibre, ed incentivano la salute generica dando al corpo vitamine e minerali essenziali.

Le verdure crucifere hanno fondamentalmente alte quantità di composti anticancro, oltre a fibre, minerali, vitamine, proteine, acidi grassi naturali e antiossidanti potenti. Queste verdure forniscono proprietà curative e benefici per la salute, compresa la prevenzione del cancro, la riduzione di rischi di malattie cardiovascolari, aiutano ad invecchiare in maniera salutare, regolano il livello di glucosio e di colesterolo nel sangue, migliorano la salute digestiva e i livelli di estrogeni.

Elenco di verdure crucifere:

Broccoli
Cavolfiore
Cavolo
Cavoletti di Bruxelles
Rape
Ravanelli
Rafano

A foglia verde

Le verdure a foglia verde sono una grande fonte di fibre e sono conosciute per avere svariate proprietà anticancerogene. Questo gruppo di vegetali include spinaci, verza, cavoli cinesi, cavoli, rape verdi e ortiche.

Ortica

Le ortiche contengono alte quantità, essendone ottime fonti, di proteine vegetali, clorofilla e vitamine essenziali, tra le quali la A, la C e la D. Tra i benefici per la salute ci sono un miglioramento della funzione tiroidale, un aumento del metabolismo corporeo e una digestione migliore. Sono anche ottime durante la gravidanza, aiutano il coagulo del sangue e migliorano la funzione renale.

Spinaci

Gli spinaci sono un'eccellente fonte di ferro, vitamine A, C, E, complesso B e K, e sono ricchi di minerali tra cui acidoo folico, acidi grassi, calcio, potasio, proteine, fosforo, zinco, selenio e acidi grassi omega 3.

Gli spinaci sono inoltre ricchi di fibre, acido folico e antiossidanti, la cui efficacia nell'eliminazione degli scarti corporei e dei metalli tossici, nel migliorare la salute digestiva e nell'aumentare l'assorbimento delle sostanze nutritive è stata provata.

Altre verdure a foglia verde:

Verza
Lattuga romana e da taglio
Mostarda e cavolo verdi
Cicoria e bietola

Noci, semi, grani e fagioli

I nutrienti ed i composti contenuti nelle noci devono esser stati collegati con i ridotti rischi cardiovascolari. le mandorle non solo sono una fonte sana di proteine e grassi, ma sono anche ricche di antiossidanti conosciuti per mantenere il cuore sano. Le noccioline sono ricche di componenti anticancerogini o flavonoidi, conosciuti come resveratrolo. Le noci e le noci brasiliane sono fonti sane di selenio, il quale è stato provato aiutare a prevenire le malattie cardiache ed il cancro. Le noci possono anche aiutare nel regolare i livelli di glucosio ed insulina, che possono influenzare il trattamento del diabete di tipo 2.

Noci di Macadamia al naturale

Contengono nutrienti essenziali tra cui proteine ed un'ampia quantita di grassi monosaturi che aiutano a ridurre i livelli di colesterolo, riducono i rischi di malattie cardiovascolari, aiutano a perdere peso salutarmente e velocizzano il metabolismo.

Semi di canapa

Sono una fonte sana di proteine, omega-3 e omega-6, elementi che è stato dimostrato aiutino nel mantenere il cuore sano, regolare la pressione sanguigna ed i livelli di colesterolo.

Semi di Chia

I semi di Chia sono ricchi di proteine, acidi grassi essenziali e fibre solubili. Questi nutrienti sono i requisiti basilari per perdere peso.

Quinoae amaranto

La quinoae l'amaranto sono fonti sane di proteine naturali, manganese, magnesio, fibre, rame, ed altri componenti che sono in esse contenuti in alte quantità per andare incontro ai fabbisogni nutrizionali del corpo.

Grano saraceno

Il grano saraceno è ricco di fitonutrienti, conosciuti per proteggere dal cancro al seno e da altri tipi di cancro dipendenti dagli ormoni.

Fonti di grassi vegetali

Olio di cocco

L'olio di cocco è considerato uno dei migliori superfood per la longevità. È anche una fonte salutare di grassi perché è più facilmente digeribile rispetto ad altri, e visto che viene convertito velocemente in energia invece che accumularsi nel corpo come grasso. Ritarda anche naturalmente l'invecchiamento abbassando lo stress ossidativo. Previene le malattie cardiache e l'alta pressione, aiuta a convertire il colesterolo "cattivo" o LDL in colesterolo buono.

Olio di avocado

L'avocado è un'eccellente fonte di grassi monoinsaturi, i quali aiutano a bruciare grassi, aumentare i livelli di energia e la perdita di peso, come dimostrato.

Olio di semi di lino

L'olio di semi di lino contiene un tipo di grasso conosciuto come acido alfa-linolenico che aiuta a ridurre i livelli di colesterolo e a prevenire i problemi cardiaci. È anche conosciuto per potenziare le funzioni renali.

Vegetali fermentati

Questi superfood sono ricchi di probiotici, i quali servono per mantenere sano il fegato, potenziare la salute digestiva ed aumentare l'assorbimento di nutrienti dagli alimenti. Contengono anche alte quantità di antiossidanti necessari nell'eliminazione di metalli tossici e radicali liberi presenti nel corpo.

Capitolo 2: BENEFICI DELLA DIETA DI SUPERFOOD VEGETARIANA

Miglioramento della salute digestiva ed aumento dell'assorbimento nutritivo

È molto importante mantenere un sistema digerente sano e funzionale per digerire adeguatamente gli alimenti, evitare problemi al fegato relativi ad una digestione incompleta ed aumentare la quantità di sostanze nutritive assorbite dal corpo. Seguendo la dieta vegetariana, puoi accrescere la digestione ed incentivare il funzionamento efficiente del sistema digerente, oltre ad aumentare l'assuzione dei nutrienti provenienti da alimenti vegetariani e migliorare la salute generica.

Quando la salute digestiva viene trascurata, il corpo assume certe condizioni, tra cui infiammazioni del fegato, infezioni del tratto digestivo e danni alle pareti dell'intestino. Questi problemi digestivi incorrono quando gli alimenti non vengono digeriti in maniera adeguata o contengono sostanze che possono innescare condizioni autoimmuni o allergie. Le pareti dello stomaco danneggiate o infiammate non riescono a digerire completamente determinati alimenti e risultano inefficienti nell'assorbire i nutrienti dati dal cibo che mangiamo. Se lasciate non curate, possono complicarsi fino a dare problemi seri di salute e malattie quali malnutrizione o mancanze nutritive, ulcere allo stomaco ed alcuni tipi di cancro agli organi digestivi.

Per mantenere un apparato digerente sano e funzionale e migliorare lo stato nutrizionale, è suggerito consumare più alimenti vegetali ricchi di sostanze nutritive che non contengano sostanze dannose che possano innescare disordini autoimmuni. Integra i superfood nella dieta vegetariana per avere livelli di sostanze nutritive in grado di andare incontro alle richieste nutrizionali del corpo e per mantenere un sistema immunitario forte, prevenire problemi di salute e malattie e per migliorare la salute generica per aumentare la longevità.

Perdita di peso salutare e consumo dei grassi corporei accumulati

Con una dieta vegetariana di superfood, è resa più facile la perdita di peso e risulta efficace il bruciare i grassi accumulati nel corpo. Gli alimenti vegetali sono anche una fonte eccellente di macronutrienti quali proteine, grassi e fibre, che aiutano a saziarsi. Gli alimenti con i valori più alti di sazietà riempiono molto e possono farti sentire sazio per un lungo periodo, oltre a ridurre l'appetito e la voglia di cibo, e diminuiscono la quantità di cibo che mangi.

La dieta vegetariana può anche aiutarti nel bruciare i grassi accumulati nel corpo per il consumo eccessivo di carboidrati e zuccheri vuoti. L'assunzione di molti carboidrati e zuccheri costringe il corpo a fare affidamento sulle fonti energetiche ottenute dalla metabolizzazione del glucosio. Se le fonti energetiche provenienti dal glucosio non vengono consumate, vengono accumulate in corpo come grasso difficile da rimuovere o bruciare, provocando un rapido aumento di peso, obesità, diabete, malattie cardiovascolari.

Quando mangi cibi con un alto valore proteico, fonti sane di grassi e fibre, il tuo corpo deve metabolizzare i grassi accumulati nel corpo. È anche raccomandabile evitare cibi con carboidrati vuoti e zuccheri processati, così che il corpo possa bruciare efficacemente i grassi corporei e trasformarli in energia. Inoltre, evitare carboidrati vuoti e zuccheri raffinati può anche aiutarti a regolare i livelli di glucosio. Alti livelli di glucosio nel sangue possono provocare una rapida secrezione di insulina, cosa collegata con l'aumento del peso corporeo, l'obesità, le malattie cardiovascolari e il diabete.

Una dieta vegetariana con un'enfasi sui superfood facilita un bruciare i grassi corporei efficaci tramite un consumo aumentato di proteine e grassi, con una dieta povera di carboidrati. È raccomandato ridurre l'ingestione di cibi ricchi di carboidrati per evitare la metabolizzazione del glucosio come fonte di energia per le cellule ed il cervello. Ridurre l'assunzione di carboidrati da fonti non sane evita svarate malattie e problemi salutari, come l'obesità, il diabete e problemi relativi al cuore.

Aumento dell'energia e guadagno muscolare

Aumento dei livelli d'energia

La dieta vegetariana concentrata sui superfood può aiutare ad aumentare i livelli d'energia e ridurre l'uso di essa specialmente nella fase di digestione. Il processo corporeo che consuma più energia è proprio la digestione, per questo è raccomandabile mangiare principalmente cibi non processati, al naturale o da fonti naturali: sono più facilmente digeribili ed assimilabili dal corpo. I superfood vegetariani sono facilmente digeriti dal corpo, mentre i cibi processati e raffinati richiedono molte energie corporee per essere completamente digeriti. È meglio spendere energie in propositi funzionali più importanti, come creare muscoli, ripristinare e trattare gli organi danneggiati nel corpo.

Una dieta non sana, nel corpo, ha una correlazione diretta con i livelli di stress. È stato provato che mangiare cibi non salutari o avere abitudini alimentari non sane può solo aumentare i livelli di stress nel corpo. Un alto livello di stress è anche associabile a svariati problemi di salute, tra cui l'insonnia.

I superfood ed altri alimenti vegetariani, se mangiati freschi o crudi, contengono enzimi naturali. Gli alimenti crudi e freschi possono anche essere più facilmente digeribili ed assimilabili dal corpo. In questo modo, la digestione è resa più semplice ed efficace, diminuendo il consumo di energia e riducendo i livelli di stress che una dieta non sana porta. Dato che una dieta sana mantiene bassi i livelli di stress o li diminuisce, anche gli schemi del sonno vengono migliorati, mentre si evita lo sviluppo dell'insonnia e si aumentano le energie. E visto che la dieta incentiva il consumo dei grassi corporei per trasformarli in energia, vengono forniti al corpo fonti extra di energia, aumentando così i livelli di energie.

I superfood vegetali come le mandorle, gli anacardi e le nocciole sono ricchi di magnesio, minerale importante nel convertire le sostanze nutritive in energia. I vegetali fermentati come i crauti sono anch'essi considerati superfood grazie ai probiotici presenti in questi tipi di alimenti. I probiotici provenienti dai vegetali fermentati possono aiutare ad incentivare la completa digestione del cibo ed aumentare la quantità di sostanze nutritive assimilate dal corpo.

Crescita muscolare e retazzaero

Gli alimenti vegetali sono tra le fonti migliori di proteine che contengono alte quantità e diversi tipi di amminoacidi necessari. Questo tipo di sostanza nutritiva è molto importante specialmente nel riparare i tessuti muscolari danneggiati e nell'aiutare la crescita muscolare. questo processo di mettere nuovi muscoli o riparare il tessuto muscolare richiede amminoacidi che solitamente vengono presi dagli alimenti ricchi di proteine. Riparare i danni dei muscoli e farli crescere comporta il proceso conosciuto come sintesi proteica. Gli amminoacidi sono essenziali nello stimolare la crescita di muscoli più slanciati e forti, aiutano a produrre più energia, incentivano la forza delle ossa e aiutano nella produzione del collagene.

Riduzione delle infiammazioni e dell'acidità corporea

Le infiammaioni sono reazioni protettive create dal corpo umano, soprattutto sui tessuti colpiti da irritazioni, infezioni o ferite, caratterizzati da rossore, dolore, rigonfiamenti, ed a volte perdita della funzionalità. L'infiammazione è parte della risposta immunitaria del corpo, e senza di essa il corpo non può guarire. Queste reazioni possono essere a causa di allergie alimentari, problemi intestinali ed altre malattie autoimmuni causate dal consumo di svariati alimenti come semi, legumi e prodotti caseari. Le infiammazioni sono un serio problema che possono portare all'obesità ed altre malattie, se lasciate non curate. Evitare cibi processati e contenenti sostanze che possono causare le infiammazioni nel corpo e sostituirli con alimenti sani e organici ridurrà automaticamente le infiammazioni e ripristinerà la salute dello stomaco, incentivando una miglior salute generica.

La dieta vegetariana fornisce scelte di alimenti che possono aiutare a ridurre e trattare le infiammazioni. Le verdure a foglia verde come i cavoli, gli spinaci, la verza e la bietola contengono benefici antiossidanti, flavonoidi, carotenoidi e vitamine C potenti che aiutano a proteggere dal danneggiameno cellulare. I mirtilli ed altre varietà di bacche contengono alte quantità di antiossidanti essenziali nella disintossicasione del corpo, riducendo le reazioni infiammatorie. Erbe e spezie come l'aglio, la curcuma, lo zenzero, il prezzemolo ed il pepe contengono tutte elementi anti-infiammatori.

È importante che il corpo sia bilanciato tra acidità e alcalinità. Uno sbianco tra queste due componenti comporta svariate malattie come l'osteoporosi, l'ipertensione, l'asma, l'insonnia e la formazione di calcoli renali. I superfood vegetali forniscono un effetto neutrale se mangiati regolarmente, il che significa che il livello di acidità è bilanciato con l'alcalinità degli alimenti. Semi, prodotti caseari come i formaggi duri, ed alimenti processati e salati producono un netto carico di acidità dopo la digestione e causano problemi di salute e malattie. Siccome la dieta vegetariana raccomanda di mangiare cibi ricchi di proteine e molte verdure ed un quantitativo adeguato di frutta, il carico acido diventa leggermente alcalino riducendo quindi il rischio di problemi digestivi e svariati problemi di salute causati da un corpo con un'elevata acidità.

Rinforzamento del sistema immunitario, detox corporeo e anti-età

Verdure e frutti ricchi di nutrienti, soprattutto i superfood, forniscono molti benefici curativi ed anti-infiammatori e possono rafforzare il sistema immunitario. I superfood sono fondamentalmente ricchi di antiossidanti che risultano essenziali per eliminare le tosine ed i radicali liberi, e vitali nell'accelerare il metabolismo.

È stato dimostrato che erbe e spezie come l'aglio, i peperoni rossi, lo zenzero e le cipolle sono efficaci nel potenziare il sistema immunitario. Lo zenzero aiuta l'adeguata digestione degli alimenti per avere un'assimilazione maggiore delle sostanze nutritive ed ha elementi anti-infiammatori che riducono il dolore. I superfood vegetariani potenziano il sistema immunitario perché contengono alte quantità di vitamine A ed E, grassi acidi omega-3, beta-carotene, antiossidanti e zinco, molto importante per lo sviluppo dei globuli bianchi, i quali distruggono i batteri ed i virus che invadono il corpo. Il cocco produce acido laurico che aiuta a rafforzare l'immunità delle persone.

Un altro modo per potenziare il sistema immunitario è consumare più superfood vegetali. Forniscono le sostanze nutritive necessarie per combattere contro l'invecchiamento, migliorare la qualità della pelle e rimuovere le lentiggini. Altre proprietà anti-età della dieta comprendono una guarigione delle ferite più rapida ed un funzionamento del sistema immunitario migliore. alte quantità di antiossidanti provenienti dai superfood sono anche essenziali nell'eliminare componenti chimici tossici, minerali e radicali liberi, e nel mantenere il fegato sano, nel ripristinare il normale funzionamento dei globuli rossi per una circolazione sanguigna efficiente.

Livelli di colesterolo e zuccheri regolati

Una dieta vegetariana promuove una crescita lenta e costante degli zuccheri nel sangue e dei livelli d'insulina abbassando il consumo di carboidrati e zuccheri. Gli alimenti ricchi di zuccheri e carboidrati vuoti causano una rapida crescita dei livelli di zuccheri nel sangue e d'insulina, causa primaria di obesità, ipertensione, lipidi nel sangue non sani, dei livelli di colesterolo alti e del diabete di tipo 2.

I livelli d'insulina nel sangue si abbassano quando si riduce il consumo di carboidrati. Alti livelli d'insulina contribuiscono all'accumulo del grasso, mentre bassi livelli facilitano il bruciare dei grassi, risultato di una dieta ricca di proteine e povera di carboidrati. Mantenere i livelli di zuccheri nel sangue stabili è molto importante perché il nostro corpo rompe questi alimenti facilmente, il che può causare un improvviso aumento dei livelli di zuccheri nel sangue che possono portare a svariati problemi di salute e malattie. La dieta vegetariana elimina o riduce i gruppi alimentari che alterano troppo il livello degli zuccheri nel sangue, come i semi e gli alimenti ricchi di zuccheri, suggerendo di mangiare principalmente verdure e frutti per aiutare a stabilizzare i livelli di zuccheri.

Invecchiare con successo e lunga vita

Invecchiare in maniera salutare non è solo descritto con l'assenza di malattie e condizioni associate all'invecchiamento, ma viene identificato con il mantenimento e lo sviluppo di adeguate e ottimali funzioni sociali, fisiche e mentali e con il benessere. Sono stati mostrati significativi risultati nel migliorare la salute globale, che aiuta ad incentivare la longevità ed un invecchiamento salutare, con una dieta vegetariana.

Seguendo la dieta vegetariana, puoi raggiungere un invecchiamento salutare prevenendo e riducendo i rischi di malattie e condizioni salutari relative all'età, e ripristinando la salute per un adeguato funzionamento di tutti i sistemi corporei. La dieta vegetariana ha mostrato grandiosi risultati benefici antietà, e fornisce effetti positivi alla salute quali una qualità del sonno migliore, livelli di energia più alti, una perdita di peso salutare e un aiuto nel bruciare i grassi accumulati nel corpo. Può anche aiutare a migliorare il sistema immunitario, ridurre dolori infiammatori cronici e malattie, ridurre il rischio di malattie cardiovascolari ed altri problemi di salute incentivando una miglior condizione generica e una longevità più elevata, ottenendo anche un invecchiamento migliore. I superfood vegetariani forniscono anche sostanze nutritive benefiche essenziali per creare nuove cellule sane e per rafforzare il sistema immunitario. La maggior parte degli alimenti vegetariani sono ricchi di antiossidanti, vitamine e minerali che possono aiutare ad eliminare tossine e radicali liberi e possono prevenire un invecchiamento precoce e lo sviluppo di condizioni relative all'età quali problemi cardici e malattie, diabete, infiammazioni delle giunture e malattie delle ossa. I gruppi alimentari che vengono ristretti nella dieta vegetariana come la carne animale ed i suoi derivati, gli alimenti processati, i prodotti caseari, gli olii raffinati e gli zuccheri contengono elementi che possono enormemente influenzare lo sviluppo di condizioni e malattie relative all'età e colpire la durata della vita.

CAPITOLO 3: RICETTE VEGETARIANE CON SUPERFOOD

10 Ricette per la colazione Vegetariane con Superfood

Smoothie Avocado, Cocco e Matcha

Tempo di preparazione: 5 minuti
Porzioni: 2

Ingredienti:
- 1 cucchiaino di polvere matcha
- ½ tazza di crema di cocco
- 1 tazza di latte di mandorle
- 1 avocado grande, snocciolato
- 1 cucchiaio di polvere di proteine vegane alla vaniglia
- 1 cucchiaio di miele al naturale (opzionale)
- 2 cubetti di acqua di cocco (opzionale)

Procedimento:

1. Metti tutti gli ingredienti in un frullatore e mescolali per circa 30 secondi a velocità medio-bassa. Metti a

velocità alta e mescola finché il composto non sia diventato denso e uniforme.
2. Dividi in due bicchieri da portata e servi immediatamente.

Smoothie Cacao, Mirtillo e Kefir

Tempo di preparazione: 5 minuti
Porzioni: 2
Ingredienti:

1 tazza di vaniglia organica kefir
½ tazza di yogurt bianco di soia
1 tazza di mirtilli congelati
2 cucchiai di polvere di cacao naturale
1 pizzico di cannella
1 cucchiaio di sciroppo d'acero puro

Per il topping:

½ cucchiaino di semi di cacao, per il topping
1 cucchiaio di polline d'api, per il topping

Procedimento:

1. Metti tutti gli ingredienti in un frullatore e mescolali per circa 30 secondi a velocità medio-bassa. Metti a velocità alta e mescola finché il composto non sia diventato denso e uniforme.

2. Versa in due bicchieri da portata, decora con i semi di cacao e con il polline d'api e servi immediatamente.

Smoothie di Frutti Rossi e Spirulina

Tempo di preparazione: 5 minuti
Porzioni: 2

Ingredienti:

1 ½ cucchiaini di spirulina
½ tazza di kefir o di yogurt di soia
1 tazza di latte di soia
1 tazza di mirtilli congelati
½ tazza di lamponi congelati
2 cucchiai di bacche di Gojiessiccate
Semi di Chia o fiocchi di cocco sfilacciati, per il topping (opzionale)

Procedimento:

1. Metti tutti gli ingredienti in un frullatore e mescolali per circa 30 secondi a velocità medio-bassa. Metti a velocità alta e mescola finché il composto non sia diventato denso e uniforme.
2. Metti in due bicchieri da portata e decora con semi di Chia e fiocchi di cocco sfilacciati, se vuoi. Servi immediatamente.

Barrette di Granola Superfood

Tempo di preparazione: 5 minuti
Tempo di cottura: 30 minuti
Porzioni: 8 - 12

Ingredienti:

1 tazza di farina di mandorle
½ tazza di semi misti
2 cucchiai di semi di canapa
1 ½ tazze di avena
½ tazza di avena in polvere
½ tazza di bacche di Goji essiccate
½ tazza di semi di cacao al naturale
2 cucchiai di polvere di Maca
1 cucchiaino di cannella in polvere
¼ tazza di miele al naturale
¼ tazza di sciroppo d'acero puro
3 - 4 cucchiai di olio di cocco sciolto

Procedimento:

1. Preriscalda il forno a 170°, ricopri una teglia da forno (8x8) con la carta stagnola e ungi leggermente con l'olio. Metti da parte.

2. Mescola insieme tutti gli ingredienti secchi in una scodella.
3. Sciogli l'olio di cocco in una padella, rimuovila dal fuoco e mescola insieme all'olio di cocco il miele e lo sciroppo d'acero. Mescola finché non siano ben amalgamati ed aggiungi al composto secco.
4. Mescola finché tutti gli ingredienti non siano ben amalgamati. Metti nella teglia da forno pronta e distribuisci uniformemente sulla teglia.
5. Cuoci in forno per circa 30 minuti, o finché la parte superiore non sia marrone-dorata. Togli la teglia dal forno, metti su una griglia e lascia raffreddare completamente. Metti su un tagliere e taglia in quadretti.
6. Servi immediatamente, o metti in contenitori ermetici e conserva in frigorifero per un utilizzo futuro.

Panini Croccanti con Mix di Semi

Tempo di preparazione: 5 minuti
Tempo di cottura: 25 minuti

Porzioni: 6 - 8

Ingredienti:

½ tazza di semi misti
2 cucchiai di semi di lino
¼ tazza di semi di Chia
¼ tazza di avena
¼ tazza di farina macinata a pietra
½ cucchiaino di sale rosa dell'Himalaya o sale vero
1 tazza di acqua di cocco
¼ tazza di miele al naturale o 2 cucchiai di nettare d'agave
2 cucchiai di olio di cocco sciolto

Procedimento:

1. Preriscalda il forno a 150°.
2. Metti il miele e l'acqua di cocco in una piccola ciotola, mescola finché non siano ben mescolati e metti da parte.
3. In una scodella diversa, mescola tutti gli ingredienti secchi e versa poi l'olio di cocco e il composto con il miele. Mescola finché non siano ben amalgamati, copri poi la scodella e lascia riposare per 30 minuti.

4. Prepara due fogli di carta da forno mentre lasci riposare il composto. Metti il composto sopra uno dei due fogli e copri con l'altro. Spiana il composto in fogli molto sottili.
5. Rimuovi la carta da forno da sopra il composto. Taglia in quadrati ma non separarli ancora e mettili su una teglia. Cuoci in forno per circa 25 minuti, o finché non siano croccanti e leggermente dorati.
6. Togli dal forno, metti su una griglia e lascia raffreddare prima di rompere i quadrati. Servi immediatamente o conserva in contenitori ermetici.

Barrette per la Colazione all'Avena e Cacao

Tempo di preparazione: 10 minuti
Tempo di cottura: 25 minuti
Porzioni: 16

Ingredienti:

Per la base:

2 tazze di avena macinata a pietra
1 tazzadimandorle sgusciate o a fette
2 cucchiaidisemi di cacao
1 cucchiaino di sale marino celtico
½ cucchiaiodicannella macinata
2 banane mature medie, a cubetti
1 cucchiaiodipolvere di proteine vegane
1 cucchiainodi puro estratto di vaniglia
2 - 3 cucchiainidiolio di cocco
¼ tazzadimiele al naturale

Per lo strato superiore:

½ tazzadifiocchi d'avena
¼ tazzadimandorle a fette
2 cucchiaidisemi di Chia
2 cucchiaidisemi di canapa
1 tazzadimirtilli freschi
¼ tazzadilatte di mandorla o di soia o di cocco
1 pizzico abbondante di cannella macinata
1 cucchiainodipolvere di cacao al naturale

Procedimento:

1. Preriscalda il forno a 170°, metti la carta da forno su una teglia (9x9) e ungila leggermente con l'olio. Metti da parte.

2. In una scodella grande, mescola tutti gli ingredienti secchi per la base ed unisci anche gli ingredienti umidi. Mescola finché non siano ben amalgamati e metti poi il composto nella teglia. Cospargi in maniera da riempire tutta la teglia in modo uniforme, per avere lo stesso spessore. Cuoci in forno per 10 minuti, metti su una griglia e lascia riposare mentre prepari il composto per lo strato superiore.
3. Mentre cuoci la base, mescola tutti gli ingredienti per lo strato superiore e poi mettili sopra la base. Spargi il composto equamente. Metti nuovamente in forno per altri 15 minuti o finché non sia cotto il composto.
4. Togli dal forno, metti su una griglia e lascia raffreddare completamente. Taglia in quadrati e conserva in contenitori ermetici.

Pudding di Riso Selvatico per la Colazione

Tempo di preparazione: 10 minuti
Tempo di cottura: 35 minuti
Porzioni: 4

Ingredienti:

1 tazza di mirtilli freschi
¼ tazza di fragole fresche
1 banana matura, sbucciata e a fette
1 cucchiaino di cannella macinata, per il topping
1 cucchiaio di fiocchi di cocco sfilacciati, per il topping

Per il composto allo yogurt:

2 tazze di yogurt di kefir o di soia
2 cucchiai di sciroppo d'acero o miele al naturale, o il necessario per insaporire
2 cucchiai di semi di Chia germogliati
¼ tazza di latte di soia o di canapa

Per il riso selvatico:

1 tazza di riso selvatico, sciacquato e scolato
1 tazza di acqua

1 tazzadilatte di mandorla o di cocco non dolcificato

Procedimento:

1. Metti tutti gli ingredienti per il composto allo yogurt in una scodella, mescola brevemente e lascia riposare mentre prepari gli altri ingredienti.
2. Sciacqua il riso selvatico sotto acqua corrente fredda finché l'acqua di scolo non risulti pulita. Lascia sobbollire in una padella con acqua in bollitura salata per 30-35 minuti, o finché non sia morbido. Togli dal fuoco e metti da parte finché il riso non avrà completamente assorbito l'acqua.
3. In una scodella grande, metti i mirtilli, le fragole, la banana, il riso selvatico e il composto allo yogurt e mescola delicatamente.
4. Dividiin 4 scodelle da portata e spolvera con la cannella ed i fiocchi di cocco. Servi immediatamente o raffredda prima di servire.

Insalata di Germogli di Grano per la Colazione

Tempo di preparazione: 5 minuti
Tempo di cottura: N/A
Porzioni: 6 - 8

Ingredienti:

2 tazzedifiocchi d'avena germogliati
1 tazzadi quinoa germogliata
½ tazza di miglio germogliato
51 tazza di yogurt di soia o di kefir
½ tazzadicanapa alla vaniglia o latte di mandorla
1 pizzico abbondante di noce moscata
½ cucchiainodizenzero tritato
½ tazzadimandorle a fette
½ tazzadianacardi tostati
1 tazzadimirtilli o fragole freschi

Per il condimento miele e lime:

¼ tazzadiolio di cocco o di lino
2 lime organici, succo e scorza
½ tazzadimiele al naturale o sciroppo d'acero

Procedimento:

1. In una ciotola grande, metti l'avena, la quinoa, gli anacardi e imirtilli. Versa anche lo yogurt di soia e il latte di canapa e aromatizza per insaporire con la polvere di zenzero e di noce moscata. Mescola delicatamente e dividi in quattro ciotole da portata.
2. Spruzza con il condimento di lime e miele e servi immediatamente.

Porridge di Cocco Sfilacciato, Quinoa e Chia

Tempo di preparazione: 10 minuti
Tempo di cottura: 10 minuti
Porzioni: 6 - 8

Ingredienti:

- 2 tazzediquinoagermogliata (bagnata e scolata)
- 1 tazzadisemi di Chia germogliati
- ½ tazzabacche di Goji essiccate
- 1 tazzadifiocchi di cocco sfilacciati
- 1 tazzadilatte di soia o di mandorla
- ½ tazzadiyogurt di soia
- ½ cucchiainodicannella macinata
- 3 - 4 cucchiaidi puro sciroppo d'acero o miele al naturale
- ¼ tazzadimandorle a pezzi
- 2 cucchiaidipolline d'api fresco, per il topping
- 2 cucchiaidicocco sfilacciato extra, per iltopping

Procedimento:

1. Metti in una ciotola grande la quinoa, i semi di Chia, le bacche di Goji, i fiocchi di cocco, la cannella, il latte di soia e lo yogurt, e mescola un po'. Copri la ciotola e metti in frigorifero per almeno 2-4 ore.
2. Togli la ciotola dal frigorifero, metti il composto in una padella e mescola insieme anche le mandorle e lo sciroppo d'acero o il miele. Cuoci finché non inizia a bollire o finché non sia completamente caldo.
3. Dividi in quattro scodelle da portata e decora con il polline d'api ed il cocco sfilacciato prima di servire.

Ciotola di Superfood Acai per la Colazione

Tempo di preparazione: 10 minuti
Tempo di cottura: N/A
Porzioni: 6 - 8

Ingredienti:

Per il composto di acai:

1 pacco di purea di acai non dolcificata congelata, scongelata e a pezzi
1 ½ tazzadi mirtilli congelati
1 ½ tazzadi banane a fette congelate slicedfrozenbananas
1 ½ tazze di latte di mandorla o di cocco
1 cucchiaino di puro estratto di vaniglia
1 cucchiaio di proteine vegane in polvere
2 cucchiai di miele al naturale o nettare d'agave

Per iltopping:

1cucchiainodi semi di cacao
2 cucchiai di semi misti essiccati
2 cucchiai di bacche miste essiccate

Procedimento:

1. Metti tutti gli ingredienti per il composto di acai in un frullatore e frulla finché non diventi denso e cremoso.
2. Dividi in quattro scodelle da portata, decora con gli ingredienti per il topping e servi immediatamente.

10 Ricette per piatti principali Vegetariane con Superfood

Verdure grigliate e Hemp Fu Marinato

Tempo di preparazione: 20 minuti
Tempo di cottura: 40 minuti
Porzioni: 3 - 4

Ingredienti:

- 350 grammi di hemp fu o tofu di soia scolato e spremuto, tagliato in cubi grandi
- 1 peperone rosso dolce grande, tagliato a strisce
- 1 tazza di cime di cavolfiore
- 1 tazza di germogli di asparago

Vero sale e pepe nero per insaporire

Per la marinatura:

1/3 tazza di amminoacidi naturali di cocco o namushoyu
1 limone organico grande, succo e scorza
2 cucchiai di aceto balsamico
2 cucchiai di miele al naturale
2 cucchiai di olio di cocco sciolto
1 ½ cucchiaini di aglio tritato
1 small cipolla rossa tritata
1 cucchiaino di curcuma in polvere
1 cucchiaino di condimenti misti all'italiana

Procedimento:

1. Mescola tutti gli ingredienti per la marinatura in una scodella, aggiungi il tofu e mescola delicatamente finché il tofu non sia stato coperto equamente dalla marinatura. Copri la scodella e metti in frigorifero per almeno due ore per marinare il tofu.
2. Preriscalda il forno a 200°, ricopri due teglie da forno bordate con la carta stagnola e metti da parte.

3. Quando il tofu è pronto, scola e metti nella teglia preparata.
4. Aggiungi le verdure nel composto per la marinatura e mescola delicatamente per coprirle equamente. Sposta nell'altra teglia preparata e cuori con il tofu di soia per 15 minuti nel forno.
5. Gira il tofu e le verdure e cuoci in forno per altri 15-20 minuti. Togli dal forno quando il tofu è completamente cotto e le verdure sono morbide.
6. Dividi le verdure in piatti da portata, cospargile col tofu e servi immediatamente.

Zuppa Cremosa di Fagioli Bianchi con Riso Selvatico

Tempo di preparazione: 10 minuti
Tempo di cottura: 50 - 60 minuti
Porzioni: 4 - 6

Ingredienti:

4 tazze di brodo vegetale fatto in casa
1 cucchiaio di olio di cocco
1 tazza di pomodori a concassé
1 tazza di cipolla bianca a cubetti

2 cucchiaini di aglio tritato
1 ½ tazza di fagioli bianchi in scatola, scolati
1 ½ tazza di riso selvatico, sciacquato e scolato
2 cucchiaini di erbe miste all'italiana
Sale e pepe nero, per insaporire
½ tazza di crema di cocco
2 cucchiai di radice di maca in polvere
1 tazza di foglie di verza fresche, tagliate a pezzi
1 stelo di cipollotto, a pezzi

Procedimento:

1. Prendi un pentolone pesante e mettilo su fuoco medio-alto ed aggiungi l'olio o il ghi. Rosola la cipolla, l'aglio e il pomodoro per circa 3 - 4 minuti, o finché non siano diventati soffici e fragranti.
2. Aggiungi il brodo, i fagioli, il riso e le erbe, copri il pentolone e lascia cuocere fino a far bollire il tutto. Abbassa la fiamma, mescola velocemente gli ingredienti e copri la pentola. Lascia sobbollire per circa 40 - 50 minuti o

finché il riso ed i fagioli non siano morbidi e ben cotti.
3. Mentre fai sobbollire la zuppa, sciogli la radice di maca in una ciotola con ¼ tazza di brodo e metti da parte.
4. Quando la zuppa è pronta, versa all'interno la crema di cocco e il composto di macae condisci per insaporire con sale e pepe nero. Aggiungi la verza e cuoci finché non sia leggermente scottata. Togli dal fuoco e, se vuoi, aggiusta i condimenti.
5. Dividi in scodelle da portata, decora con il cipollotto e servi caldo.

Insalata di Broccoli e Fave

Tempo di preparazione: 10 minuti
Tempo di cottura: 10 minuti
Porzioni: 4

Ingredienti:

2 tazze di fave bollite
1 tazza di piselli verdi sgranati, bolliti e scolati

2 tazze di cime di cavolfiore scottate
1 peperone rosso dolce medio, senza semi e tagliato in strisce sottili
1 cipolla bianca piccola, finemente affettata
½ cucchiaino di erbe miste all'italiana
Sale e pepe nero per insaporire
1 cucchiaino di semi di sesamo tostati
1 cucchiaino di prezzemolo fresco a pezzi

Per il condimento dell'insalata:

1 limone organico, succo
¼ tazza di salsa tahina
1 cucchiaino di nettare d'agave
1 cucchiaino di fiocchi di peperoncino spezzettati

Procedimento:

1. Fai bollire leggermente i broccoli in una pentola piena d'acqua bollente per circa 1 - 2 minuti. Toglili dalla pentola e mettili in una scodella con del ghiaccio per fermare un'ulteriore cottura. Scola, metti in una ciotola grande e metti da parte.

2. In una scodella piccola, metti tutti gli ingredienti per il condimento e mescola finché non siano ben amalgamati. Metti da parte.
3. Metti le fave, i piselli, il peperone dolce, la cipolla e le erbe nella ciotola contenente i broccoli. Condisci con sale e pepe per insaporire e versa il condimento per insalata.
4. Mescola delicatamente per coprire uniformemente le verdure con il condimento per insalata e dividi in scodelle da portata.
5. Decora con i semi di sesamo ed il prezzemolo, lascia raffreddare prima di servire o servi immediatamente.

Hemp Fu Grigliato Piccante con Insalata di Fagioli Misti

Tempo di preparazione: 15 minuti
Tempo di cottura: 10 - 15 minuti
Porzioni: 4 - 6

Ingredienti:

230 grammi di hemp fu o tofu di soia scolato e spremuto, tagliato in 4 parti uguali
1 cipolla bianca media, a quarti
1 patata dolce, a quarti
1 peperone dolce grande, a quarti

Per la marinatura:

1 cucchiaio di salsa di pomodoro
1 cucchiaio di amminoacidi al naturale del cocco
1 cucchiaino di olio d'oliva extra-vergine
1 cucchiaino di stevia liquida o 1 cucchiaio di nettare d'agave
1 cucchiaio di mostarda pronta
½ cucchiaino di aglio in polvere
2 cucchiai di salsa sriracha
1 cucchiaino di peperoncino in fiocchi macinato
Sale e pepe nero per insaporire

Procedimento:

1. Mescola tutti gli ingredienti per la marinatura finché non siano ben amalgamati. Aggiungi l'hemp fu e

mescola per coprirlo equamente con il composto per la marinatura. Lascia riposare per almeno un'ora orima di grigliarlo ed immergi due stecchi di legno nell'acqua.
2. Mentre fai marinare l'hemp fu, preriscalda la griglia a fuoco alto e spolvera delicatamente le grate con l'olio.
3. Dopo aver fatto marinare l'hemp fu, togli gli stecchi dall'acqua ed asciugali con dei tovaglioli di carta.
4. Infila la cipolla, un pezzo di hemp fu, un quarto di patata dolce ed una fetta di peperone dolce. Ripeti l'ordine con gli ingredienti restanti.
5. Metti la griglia a fuoco medio griglia gli spiedi per circa 8-10 minuti girandoli di tanto in tanto per cuocerli equamente da tutti i lati.
6. Mentre li grigli, spolverali regolarmente con la marinatura rimasta e butta poi gli stecchi di legno con i quali hai grigliato il tofu.
7. Lascia riposare per circa 5 minuti prima di servire su un piatto da portata.

Insalata di Edamame, Quinoa e Verza

Tempo di preparazione: 15 minuti
Tempo di cottura: 10 - 15 minuti
Porzioni: 4 - 6

Ingredienti:

Per l'insalata:

- 2 tazze di quinoa germogliata o bollita
- 1 ½ tazze di fagioli edamame bolliti
- 3 tazze abbondantemente piene di foglie di verza a pezzi
- 1 tazza di pomodori ciliegini tagliati in quattro
- 2 scalogni, finemente affettati
- 1 tazza di mango maturo fresco tagliato a cubetti
- 1 tazza di avocado maturo fresco tagliato a cubetti
- 2 cucchiai di mandorle tostate a pezzi

Per il vinaigrette al limone:

- 2 cucchiai di olio di semi di lino o olio d'oliva

1 limone organico, succo
½ cucchiaino di aglio tritato
1 cucchiaino di miele al naturale o nettare d'agave
1 cucchiaino di foglie di basilico fresco finemente tritate
Sale rosa dell'Himalaya o sale vero e pepe nero per insaporire

Per il topping:

2 cucchiai di bacche miste essiccate
2 cucchiai di noci miste secche
2 cucchiai di prezzemolo fresco tritato

Procedimento:

1. Mescola tutti gli ingredienti per il vinaigrette in una scodella media e sbattili finché non siano ben amalgamati ed omogenei.
2. Metti tutti gli ingredienti per l'insalata in una ciotola grande. Spruzza con il vinaigrette al limone e mescola delicatamente per coprire equamente tutti gli ingredienti dell'insalata con il vinaigrette. Condisci con sale e pepe

nero e lascia riposare per almeo 30 minuti prima di servire.
3. Dividi in quattro scodelle da portata e servi immediatamente con gli ingredienti per il topping.

Insalata Verde di Fave con Quinoa e Salsa all'Avocado

Tempo di preparazione: 15 minuti
Tempo di cottura: N/A minuti
Porzioni: 4 - 6

Ingredienti:

Per l'insalata:

- 2 tazze di quinoa precotta
- 2 tazza di fave fresche sgranate
- 1 testa di lattuga media, senza torsolo e grossolanamente tagliata
- 1 cucchiaio di olio di lino
- 2 cucchiai di mandorle tostate a pezzi
- Sale e pepe nero, per insaporire

Per la salsa all'avocado:

- 1 avocado grande maturo, denocciolato e a cubetti

2 limoni organici, succo
2 - 3 cucchiaini di olio di lino o d'oliva
1 jalapeno verde, senza semi e a pezzi
2 cucchiai di foglie di coriandolo fresco tritate
½ cucchiaino di condimenti misti all'italiana
½ cucchiaino coriandolo in polvere

Procedimento:

1. Metti tutti gli ingredienti per la salsa in un frullatore e frulla finché non siano omogenei e cremosi. Metti in una ciotolina e metti da parte.
2. In una scodella diversa, metti tutti gli ingredienti per l'insalata e condisci con sale e pepe per insaporire.
3. Servi l'insalata con la salsa all'avocado in due scodelle diverse.

Insalata Verde di Avocado e Bulgur con Hemp Fu fritto

Ingredienti:

Per il condimento dell'insalata:

¼ tazza di foglie di coriandolo fresche tagliate grossolanamente
1 stelo medio di cipolline, tagliato
1 cm di radice di zenzero fresco, tritata
2 cucchiai di mirin o vino di riso
2 cucchiai di pinoli tostati e a pezzi
1 cucchiaio di aceto di vino di riso
1 cucchiaio di avocado
1 pizzico abbondante di sale

Per l'insalata di avocado:

1 tazza abbondante di cavolo verde fresco, a pezzi
1 tazza di grano bulgur precotto/bollito, scolato
1 avocado maturo, denocciolato e tagliato a spicchi
230 grammi di hemp fu o tofu di soia scolato e spremuto, tagliato in 4 fette

Procedimento:

1. Metti tutti gli ingredienti per il condimento in una scodella piccola e mescola finché non siano ben amalgamati. Coprie metti da parte.
2. In una scodella da portata grande, metti tutti gli ingredienti per l'insalata e spruzza metà del condimento per insalata. Mescola gentilmente e lascia riposare per almeno due ore prima di servire, se vuoi.
3. Servi l'insalata con il condimento restante in una piccola ciotolina per salse.

Insalata di Fave e Rucola con Albicocche e Hemp Fu

Ingredienti:

340 grammi di fette di hemp fu fritto
¼ tazza di bacche essiccate miste
Sale e fiocchi di peperoncino spezzati

Per il vinaigrette:

2 cucchiai di olio extra vergine d'oliva
2 cucchiai di aceto di vino bianco
1 pizzico abbondante di sale
1 cucchiaio di prezzemolo fresco tritato
1 pizzico di pepe nero macinato
½ cucchiaino di foglie essiccate di dragoncello

Per l'insalata:

2 tazze di fave fresche sgusciate, scottate
¼ cucchiaino di pepe nero macinato
1 tazza abbondante di rughetta fresca
½ testa di lattuga verde media, foglie a parte
1 tazza di albicocche fresche a fette
½ tazza di cipolla rossa affettata finemente

Procedimento:

1. Condisci le fette di hemp fu con sale e pepe nero, e friggile in una padella con l'olio per 4 minuti per ogni lato. Scotta le fave in una pentola con l'acqua bollente per 2-3 minuti e scola

completamente. Metti l'hemp fu fritto su un piatto e le fave in una scodella grande, metti il tutto da parte.
2. In una scodella piccola, sbatti insieme l'aceto, il sale ed un pizzico di pepe nero. Mescola l'olio e sbatti finché non sia ben amalgamato. Metti da parte.
3. Mescola tutti gli ingredienti per l'insalata in una scodella grande, ad eccezion fatta per l'hemp fu. Versa il vinaigrette e mescola delicatamente per coprire equamente tutti gli ingredienti per l'insalata. Condisci con il sale ed i fiocchi di peperoncino per condire e mescola velocemente.
4. Dividi in 4 scodelle da portata, metti sopra l'hemp fu fritto e servi immediatamente.

Bulgur al Curry e Fagioli di Lima con Zucca

Ingredienti:

2 tazze di fagioli di Lima precotti
2 tazze di bulgur precotto
1 tazza di zucca violina a cubetti
2 cucchiaiio di aglio tritato
½ tazza di cipolla rossa a cubetti
1 pomodoro rosso grande, a cubetti
1 cucchiaio di olio di semi di lino o d'oliva
1 pizzico abbondante di assafetida
¼ tazza di foglie di coriandolo fresco, a pezzi
¼ cucchiaino di polvere di peperoncino
¼ cucchiaino di semi di cumino macinati
½ cucchiaino di semi di mostarda macinati
½ cucchiaino di semi di cumino
2 cucchiai di pasta di curry giallo
1 pizzico abbondante di curcuma macinata
3 tazze di brodo vegetale, o quante ne sono necessarie
1 tazza di crema di cocco
Fior di sale e pepe nero per insaporire

Procedimento:

1. Metti una padella grande su fuoco medio-alto ed aggiungi l'olio. Rosola le cipolle, l'aglio ed i pomodori per circa 3-4 minuti, o finché non siano morbidi e teneri.
2. Mescola le spezie ed il resto degli ingredienti nella padella. Cuoci per ulteriori 3-4 minuti circa e versa abbastanza brodo da coprire completamente tutti gli ingredienti.
3. Lascia cuocere finché il brodo non stia bollendo, mescola e riduci il fuoco mettendolo basso. Lascia sobbollire per circa 20-25 minuti e condisci con sale e pepe per insaporire.
4. Quando tutti gli ingredienti sono ben cotti e pronti per essere serviti, togli la padella dal fuoco e, se ce n'è bisogno, regola i condimenti.
5. Versa in quattro scodelle da portata e servi caldo.

Insalata di Fave e Broccoli con Condimento di Tahina

Tempo di preparazione: 10 minuti
Tempo di cottura: 10 minuti
Ingredienti:

2 tazze di fave precotte o bollite
1 tazza di edamame bolliti
2 tazze di cime di broccoli scottate
½ tazza di peperone rosso dolce a fette
¼ tazza di bacche di Goji essiccate
Sale e pepe nero per insaporire
½ cucchiaino di peperoncino in fiocchi macinato

Per il condimento di tahina:

3 cucchiai di tahina
1 limone, succo
1 cucchiaino di aglio tritato
½ cucchiaino di sale con spezie
1 cucchiaino di miele al naturale o stevia

Procedimento:

1. Metti tutti gli ingredienti per il condimento di tahina in un frullatore e

frulla finché non siano omogenei e cremosi.
2. Metti tutti gli ingredienti per l'insalata in una ciotola grande e condisci per insaporire con sale, pepe e peperoncino in fiocchi. Spruzza con il condimento di tahina e mescola delicatamente per coprire tutti gli ingrendienti dell'insalata equamente con il condimento.
3. Dividi in 4 scodelle da portata e servi immediatamente.

Conclusioni

La dieta vegetariana fornisce una nutrizione bilanciata per andare incontro ai bisogni nutrizionali del corpo. Fornisce anche le migliori fonti di alimenti vegetariani da tutti i maggiori gruppi alimentri per dare al corpo le giuste quantità ed i corretti tipi di nutrienti essenziali per mantenere la salute ottimale e un adeguato funzionamento del corpo. I superfood sono da tempo riconosciuti per le loro proprietà anti-età e potentiatrici del sistema immunitario, e possono portare verso un invecchiamento sano ed una durata della vita più lunga. Gli altri benefici salutari della dieta comprendono il rafforzamento del sistema immunitario, la prevenzione di svariate malattie e condizioni di salute, un miglioramento dello stato di salute generale ed un invecchiamento salutare.

Parte 2

Introduzione

Il Rifugio Vegano fornisce informazioni dettagliate su come una dieta vegetariana fornisce un nutrimento completo e bilanciato che incontra i bisogni nutrizionali del corpo. Contiene anche le migliori fonti di cibi vegetali provenienti dai maggiori gruppi alimentari per fornire al corpo i corretti apporti e tipi di nutrienti essenziali nel mantenere la salute ottimale ed assicurare un corretto funzionamento del corpo.

In questo libro, parleremo dei benefici del seguire una dieta vegeriana, ponendo enfasi sui cibi ricchi di nutrienti provenienti da finti vegetali, conosciuti per possedere proprietà benefiche e mediche. Questi cibi ricchi di nutrienti vengono chiamati "SUPERFOOD". I superfood sono stati a lungo riconosciuti per le loro proprietà anti-età e potenziative del sistema immunitario, le quali possono contribuire in un invecchiamento più in salute e a portare una certa longevità. Altri benefici del nutrirsi di superfood vegetali comprendono la prevenzione ed il trattamento di alcune malattie della salute, la riduzione dei rischi di malattie cardiovascolari, colesterolo e zuccheri nel sangue tenuti sotto controllo, più alti livelli d'energia, perdita di peso salutare, regolazione della massa corporea, miglioramento della salute digestiva, aumento dell'assorbimento delle sostanze nutritive, miglioramento dello stato di salute e invecchiamento radioso.

Con una dieta vegetale di superfood, raggiungerai un ottimo stato di salute ed il rischio di svariate malattie e condizioni di cattiva salute viene effettivamente ridotto. Non c'è una forma specifica di dieta in quanto è stato scientificamente provato e testato il fatto che gli esseri umani possono direttamente influenzare la propria longevità.

In questo libro troverai ricette con superfood vegetariani salutari e deliziose che sono facili da preparare e sono specificatamente create per fornirti ricette vegetariane varie e gustose. Prova queste ricette vegetariane ricche di sapore ora per dare al tuo corpo le sostanze nutritive necessarie per un sistgema immunitario più forte, livelli maggiori di energia, promuovere la salute generica ed aumentare la longevità.

Capitolo 1: SUPERFOOD VEGETARIANO PER OTTIMIZZARE LA SALUTE

Cosa sono iSuperfoods?

I superfood vegetariani sono ricchi di nutrienti ed antiossidanti, rendendoli così gli alimenti migliori per una dieta salutare e bilanciata. I superfoodcontenfono tutti i nutrienti essenziali richiesti dal corpo quali vitamine, minerali, grassi sani, fibre e proteine. Sono anche ricchi di sostanze benefiche e medicinali quali antiossidanti e composti anti-cancerogeni e anti-infiammatori.

Quando i superfood vengono integrati in una dieta vegetariana si ottengono svariati benefici per la salute e curativi, tra cui una salutare perdita di peso, guadagno di massa muscolare, energie aumentate, sistema immunitario più forte, salute digestiva migliore, livelli regolari di zuccheri e colesterolo, invecchiamento salutare e longevità aumentata.

È anche la forma di dieta più sana perché raccomanda di consumare principalmente alimenti che forniscono livelli sufficienti di sostanze nutritive per incontrare le richieste nutritive del corpo e per guadagnare un'ottima salute. La maggior parte dei superfood vegetariani sono principalmente liberi da sostanze dannose e hanno poche calorie, rendendoli la miglior fonte di alimenti per ottenere una gran longevità.

Superfoodvegetariano

Uno dei principi più basilari della salute è seguire una dieta di cibi sani e nutrienti invece che tipi processati per mantenere un peso salutare ed aumentare la salute globale. Dare al tuo corpo i nutrienti giusti piuttosto che riempirlo di calorie "vuote" ti aiuterà non solo a perdere i chili di troppo, è un ingrediente fondamentale per vivere una vita lunga e sana. Credici o meno, molte persone che sono obese sono in realtà profondamentemalnutrite.

Le migliori qualità dei superfood:

- Prontamente disponibili e non processati o raffinati

Ricchidi sostante nutritive conosciute per aumentare la longevità

Forniscono benefici salutari che vengono supportati da ricerche e studi o sono scientificamente provati

Elenco di Superfoodvegetariani

Cacao

Il cacao naturale è una fonte salutare di grassi ed è ricco di antiossidanti, presenti nella stessa quantità o forse anche maggiore in altre fonti ampiamente conosciute, come le bacche acai, i mirtilli, melograni ed altri frutti. I tipi di antiossidanti provenienti dal cacao aiutano a proteggere contro le malattie cardiache, promuovono la salute cardiovascolare, e promuovono il normale funzionamento del sistema nervoso.

È raccomandato consumare cacao naturale e semi di cacao non dolcificati.

Bacche

Bacche di Acai

Le bacche di Acai sono piene di acidi grassi essenziali, amminoacidi e antiossidanti. Tra le proprietà benefiche di queste bacche ci sono l'aumento dell'energia, il regolamento dei livelli del colesterolo, il miglioramento della salute digestiva, e potenzia la salute globale ed il benessere.

Bacche di Goji

Le bacche di Goji contengono un alto valore di vitamina A, vitamina C, vitamina B12, ferro, selenio, ed antiossidanti. Queste sostanze nutritive possono aiutarti a potenziare il sistema immunitario, combattere il cancro, prevenire malattie cardiovascolari e potenziare le funzioni cerebrali per allungare la vita.

Mirtilli

I mirtilli sono ricchi di antiossidanti che possono aiutare a migliorare il funzionamento cerebrale e nervoso, ridurre le condizioni e le malattie relative all'età, eliminare i radicali liberi e le tossine, migliorare la digestione e ridurre le infiammazioni.

Altri frutti superfood:

Bacche di Noni
Ciliegie
Melograni
Mangostano
More
Uva spina

Alghe

Le alghe ed i vegetali marini sono eccellenti fonti di proteine, ricche di minerali (calcio, iodio, ferro e magnesio) e di vitamina C.

Lo iodio naturale contenuto in questi alimenti è essenziale per mantenere la tiroide funzionante. Ha anche proprietà antibatteriche, anti-infiammatorie ed antivirali, e tra i suoi effetti benefici ci sono la prevenzione delle malattie cardiovascolari e del diabete, la regolazione dei livelli di zucchero nel sangue, miglioramento della memoria, miglioramento della vista e potenziamento delle funzioni del fegato.

Spirulina

La spirulina è un tipo di micro-alga tra i vari superfood ed è considerata un alimento completo perché contiene grandi quantità di macronutrienti essenziali, micronutrienti, ed altri composti benefici necessari al corpo.

Tra i benefici per la salute dell'aggiungere la spirulina nella propria dieta ci sono la riparazione delle cellule danneggiate, l'aumento dell'energia, il combattimento contro l'invecchiamento e il mantenimento della salute generica.

Clorella

La clorella, un'alga blu-verde imparentata alla spirulina, è una grandiosa fonte naturale di amminoacidi essenziali, beta-carotene, clorofilla, potassio, magnesio, fosforo, biotina e vitamine del complesso B. Contiene alti livelli di molti tipi di composti benefici che possono aiutare ad aumentare le energie, potenziare il sistema immunitario, combattere il cancro, regolare i livelli di colesterolo e di zuccheri nel sangue, incentivare la perdita di peso ed eliminare metalli tossici, radicali liberi e particelle radioattive nel corpo.

Verdure crucifere

Le verdure crucifere hanno delle fantastiche proprietà nutrizionali e curative che aiutano a potenziare l'adeguato funzionamento dei diversi sistemi nel corpo, disintossicando anche dalle sostanze chimiche dannose e dalle tossine, migliorando la salute digestiva, la completa digestione del cibo e l'assorbimento delle sostanze nutritive; facilitano inoltre la perdita di peso grazie al loro grande quantitativo di fibre, ed incentivano la salute generica dando al corpo vitamine e minerali essenziali.

Le verdure crucifere hanno fondamentalmente alte quantità di composti anticancro, oltre a fibre, minerali, vitamine, proteine, acidi grassi naturali e antiossidanti potenti. Queste verdure forniscono proprietà curative e benefici per la salute, compresa la prevenzione del cancro, la riduzione di rischi di malattie cardiovascolari, aiutano ad invecchiare in maniera salutare, regolano il livello di glucosio e di colesterolo nel sangue, migliorano la salute digestiva e i livelli di estrogeni.

Elenco di verdure crucifere:

Broccoli
Cavolfiore
Cavolo
Cavoletti di Bruxelles
Rape
Ravanelli
Rafano

A foglia verde

Le verdure a foglia verde sono una grande fonte di fibre e sono conosciute per avere svariate proprietà anticancerogene. Questo gruppo di vegetali include spinaci, verza, cavoli cinesi, cavoli, rape verdi e ortiche.

Ortica

Le ortiche contengono alte quantità, essendone ottime fonti, di proteine vegetali, clorofilla e vitamine essenziali, tra le quali la A, la C e la D. Tra i benefici per la salute ci sono un miglioramento della funzione tiroidale, un aumento del metabolismo corporeo e una digestione migliore. Sono anche ottime durante la gravidanza, aiutano il coagulo del sangue e migliorano la funzione renale.

Spinaci

Gli spinaci sono un'eccellente fonte di ferro, vitamine A, C, E, complesso B e K, e sono ricchi di minerali tra cui acidoo folico, acidi grassi, calcio, potasio, proteine, fosforo, zinco, selenio e acidi grassi omega 3.

Gli spinaci sono inoltre ricchi di fibre, acido folico e antiossidanti, la cui efficacia nell'eliminazione degli scarti corporei e dei metalli tossici, nel migliorare la salute digestiva e nell'aumentare l'assorbimento delle sostanze nutritive è stata provata.

Altre verdure a foglia verde:

Verza
Lattuga romana e da taglio
Mostarda e cavolo verdi
Cicoria e bietola

Noci, semi, grani e fagioli

I nutrienti ed i composti contenuti nelle noci devono esser stati collegati con i ridotti rischi cardiovascolari. le mandorle non solo sono una fonte sana di proteine e grassi, ma sono anche ricche di antiossidanti conosciuti per mantenere il cuore sano. Le noccioline sono ricche di componenti anticancerogini o flavonoidi, conosciuti come resveratrolo. Le noci e le noci brasiliane sono fonti sane di selenio, il quale è stato provato aiutare a prevenire le malattie cardiache ed il cancro. Le noci possono anche aiutare nel regolare i livelli di glucosio ed insulina, che possono influenzare il trattamento del diabete di tipo 2.

Noci di Macadamia al naturale

Contengono nutrienti essenziali tra cui proteine ed un'ampia quantita di grassi monosaturi che aiutano a ridurre i livelli di colesterolo, riducono i rischi di malattie cardiovascolari, aiutano a perdere peso salutarmente e velocizzano il metabolismo.

Semi di canapa

Sono una fonte sana di proteine, omega-3 e omega-6, elementi che è stato dimostrato aiutino nel mantenere il cuore sano, regolare la pressione sanguigna ed i livelli di colesterolo.

Semi di Chia

I semi di Chia sono ricchi di proteine, acidi grassi essenziali e fibre solubili. Questi nutrienti sono i requisiti basilari per perdere peso.

Quinoae amaranto

La quinoae l'amaranto sono fonti sane di proteine naturali, manganese, magnesio, fibre, rame, ed altri componenti che sono in esse contenuti in alte quantità per andare incontro ai fabbisogni nutrizionali del corpo.

Grano saraceno

Il grano saraceno è ricco di fitonutrienti, conosciuti per proteggere dal cancro al seno e da altri tipi di cancro dipendenti dagli ormoni.

Fonti di grassi vegetali

Olio di cocco

L'olio di cocco è considerato uno dei migliori superfood per la longevità. È anche una fonte salutare di grassi perché è più facilmente digeribile rispetto ad altri, e visto che viene convertito velocemente in energia invece che accumularsi nel corpo come grasso. Ritarda anche naturalmente l'invecchiamento abbassando lo stress ossidativo. Previene le malattie cardiache e l'alta pressione, aiuta a convertire il colesterolo "cattivo" o LDL in colesterolo buono.

Olio di avocado

L'avocado è un'eccellente fonte di grassi monoinsaturi, i quali aiutano a bruciare grassi, aumentare i livelli di energia e la perdita di peso, come dimostrato.

Olio di semi di lino

L'olio di semi di lino contiene un tipo di grasso conosciuto come acido alfa-linolenico che aiuta a ridurre i livelli di colesterolo e a prevenire i problemi cardiaci. È anche conosciuto per potenziare le funzioni renali.

<u>Vegetali fermentati</u>

Questi superfood sono ricchi di probiotici, i quali servono per mantenere sano il fegato, potenziare la salute digestiva ed aumentare l'assorbimento di nutrienti dagli alimenti. Contengono anche alte quantità di antiossidanti necessari nell'eliminazione di metalli tossici e radicali liberi presenti nel corpo.

Capitolo 2: BENEFICI DELLA DIETA DI SUPERFOOD VEGETARIANA

Miglioramento della salute digestiva ed aumento dell'assorbimento nutritivo

È molto importante mantenere un sistema digerente sano e funzionale per digerire adeguatamente gli alimenti, evitare problemi al fegato relativi ad una digestione incompleta ed aumentare la quantità di sostanze nutritive assorbite dal corpo. Seguendo la dieta vegetariana, puoi accrescere la digestione ed incentivare il funzionamento efficiente del sistema digerente, oltre ad aumentare l'assuzione dei nutrienti provenienti da alimenti vegetariani e migliorare la salute generica.

Quando la salute digestiva viene trascurata, il corpo assume certe condizioni, tra cui infiammazioni del fegato, infezioni del tratto digestivo e danni alle pareti dell'intestino. Questi problemi digestivi incorrono quando gli alimenti non vengono digeriti in maniera adeguata o contengono sostanze che possono innescare condizioni autoimmuni o allergie. Le pareti dello stomaco danneggiate o infiammate non riescono a digerire completamente determinati alimenti e risultano inefficienti nell'assorbire i nutrienti dati dal cibo che mangiamo. Se lasciate non curate, possono complicarsi fino a dare problemi seri di salute e malattie quali malnutrizione o mancanze nutritive, ulcere allo stomaco ed alcuni tipi di cancro agli organi digestivi.

Per mantenere un apparato digerente sano e funzionale e migliorare lo stato nutrizionale, è suggerito consumare più alimenti vegetali ricchi di sostanze nutritive che non contengano sostanze dannose che possano innescare disordini autoimmuni. Integra i superfood nella dieta vegetariana per avere livelli di sostanze nutritive in grado di andare incontro alle richieste nutrizionali del corpo e per mantenere un sistema immunitario forte, prevenire problemi di salute e malattie e per migliorare la salute generica per aumentare la longevità.

Perdita di peso salutare e consumo dei grassi corporei accumulati

Con una dieta vegetariana di superfood, è resa più facile la perdita di peso e risulta efficace il bruciare i grassi accumulati nel corpo. Gli alimenti vegetali sono anche una fonte eccellente di macronutrienti quali proteine, grassi e fibre, che aiutano a saziarsi. Gli alimenti con i valori più alti di sazietà riempiono molto e possono farti sentire sazio per un lungo periodo, oltre a ridurre l'appetito e la voglia di cibo, e diminuiscono la quantità di cibo che mangi.

La dieta vegetariana può anche aiutarti nel bruciare i grassi accumulati nel corpo per il consumo eccessivo di carboidrati e zuccheri vuoti. L'assunzione di molti carboidrati e zuccheri costringe il corpo a fare affidamento sulle fonti energetiche ottenute dalla metabolizzazione del glucosio. Se le fonti energetiche provenienti dal glucosio non vengono consumate, vengono accumulate in corpo come grasso difficile da rimuovere o bruciare, provocando un rapido aumento di peso, obesità, diabete, malattie cardiovascolari.

Quando mangi cibi con un alto valore proteico, fonti sane di grassi e fibre, il tuo corpo deve metabolizzare i grassi accumulati nel corpo. È anche raccomandabile evitare cibi con carboidrati vuoti e zuccheri processati, così che il corpo possa bruciare efficacemente i grassi corporei e trasformarli in energia. Inoltre, evitare carboidrati vuoti e zuccheri raffinati può anche aiutarti a regolare i livelli di glucosio. Alti livelli di glucosio nel sangue possono provocare una rapida secrezione di insulina, cosa collegata con l'aumento del peso corporeo, l'obesità, le malattie cardiovascolari e il diabete.

Una dieta vegetariana con un'enfasi sui superfood facilita un bruciare i grassi corporei efficaci tramite un consumo aumentato di proteine e grassi, con una dieta povera di carboidrati. È raccomandato ridurre l'ingestione di cibi ricchi di carboidrati per evitare la metabolizzazione del glucosio come fonte di energia per le cellule ed il cervello. Ridurre l'assunzione di carboidrati da fonti non sane evita svarate malattie e problemi salutari, come l'obesità, il diabete e problemi relativi al cuore.

Aumento dell'energia e guadagno muscolare

Aumento dei livelli d'energia

La dieta vegetariana concentrata sui superfood può aiutare ad aumentare i livelli d'energia e ridurre l'uso di essa specialmente nella fase di digestione. Il processo corporeo che consuma più energia è proprio la digestione, per questo è raccomandabile mangiare principalmente cibi non processati, al naturale o da fonti naturali: sono più facilmente digeribili ed assimilabili dal corpo. I superfood vegetariani sono facilmente digeriti dal corpo, mentre i cibi processati e raffinati richiedono molte energie corporee per essere completamente digeriti. È meglio spendere energie in propositi funzionali più importanti, come creare muscoli, ripristinare e trattare gli organi danneggiati nel corpo.

Una dieta non sana, nel corpo, ha una correlazione diretta con i livelli di stress. È stato provato che mangiare cibi non salutari o avere abitudini alimentari non sane può solo aumentare i livelli di stress nel corpo. Un alto livello di stress è anche associabile a svariati problemi di salute, tra cui l'insonnia.

I superfood ed altri alimenti vegetariani, se mangiati freschi o crudi, contengono enzimi naturali. Gli alimenti crudi e freschi possono anche essere più facilmente digeribili ed assimilabili dal corpo. In questo modo, la digestione è resa più semplice ed efficace, diminuendo il consumo di energia e riducendo i livelli di stress che una dieta non sana porta. Dato che una dieta sana mantiene bassi i livelli di stress o li diminuisce, anche gli schemi del sonno vengono migliorati, mentre si evita lo sviluppo dell'insonnia e si aumentano le energie. E visto che la dieta incentiva il consumo dei grassi corporei per trasformarli in energia, vengono forniti al corpo fonti extra di energia, aumentando così i livelli di energie.

I superfood vegetali come le mandorle, gli anacardi e le nocciole sono ricchi di magnesio, minerale importante nel convertire le sostanze nutritive in energia. I vegetali fermentati come i crauti sono anch'essi considerati superfood grazie ai probiotici presenti in questi tipi di alimenti. I probiotici provenienti dai vegetali fermentati possono aiutare ad incentivare la completa digestione del cibo ed aumentare la quantità di sostanze nutritive assimilate dal corpo.

Crescita muscolare e retazzaero

Gli alimenti vegetali sono tra le fonti migliori di proteine che contengono alte quantità e diversi tipi di amminoacidi necessari. Questo tipo di sostanza nutritiva è molto importante specialmente nel riparare i tessuti muscolari danneggiati e nell'aiutare la crescita muscolare. questo processo di mettere nuovi muscoli o riparare il tessuto muscolare richiede amminoacidi che solitamente vengono presi dagli alimenti ricchi di proteine. Riparare i danni dei muscoli e farli crescere comporta il proceso conosciuto come sintesi proteica. Gli amminoacidi sono essenziali nello stimolare la crescita di muscoli più slanciati e forti, aiutano a produrre più energia, incentivano la forza delle ossa e aiutano nella produzione del collagene.

Riduzione delle infiammazioni e dell'acidità corporea

Le infiammaioni sono reazioni protettive create dal corpo umano, soprattutto sui tessuti colpiti da irritazioni, infezioni o ferite, caratterizzati da rossore, dolore, rigonfiamenti, ed a volte perdita della funzionalità. L'infiammazione è parte della risposta immunitaria del corpo, e senza di essa il corpo non può guarire. Queste reazioni possono essere a causa di allergie alimentari, problemi intestinali ed altre malattie autoimmuni causate dal consumo di svariati alimenti come semi, legumi e prodotti caseari. Le infiammazioni sono un serio problema che possono portare all'obesità ed altre malattie, se lasciate non curate. Evitare cibi processati e contenenti sostanze che possono causare le infiammazioni nel corpo e sostituirli con alimenti sani e organici ridurrà automaticamente le infiammazioni e ripristinerà la salute dello stomaco, incentivando una miglior salute generica.

La dieta vegetariana fornisce scelte di alimenti che possono aiutare a ridurre e trattare le infiammazioni. Le verdure a foglia verde come i cavoli, gli spinaci, la verza e la bietola contengono benefici antiossidanti, flavonoidi, carotenoidi e vitamine C potenti che aiutano a proteggere dal danneggiameno cellulare. I mirtilli ed altre varietà di bacche contengono alte quantità di antiossidanti essenziali nella disintossicasione del corpo, riducendo le reazioni infiammatorie. Erbe e spezie come l'aglio, la curcuma, lo zenzero, il prezzemolo ed il pepe contengono tutte elementi anti-infiammatori.

È importante che il corpo sia bilanciato tra acidità e alcalinità. Uno sbiancio tra queste due componenti comporta svariate malattie come l'osteoporosi, l'ipertensione, l'asma, l'insonnia e la formazione di calcoli renali. I superfood vegetali forniscono un effetto neutrale se mangiati regolarmente, il che significa che il livello di acidità è bilanciato con l'alcalinità degli alimenti. Semi, prodotti caseari come i formaggi duri, ed alimenti processati e salati producono un netto carico di acidità dopo la digestione e causano problemi di salute e malattie. Siccome la dieta vegetariana raccomanda di mangiare cibi ricchi di proteine e molte verdure ed un quantitativo adeguato di frutta, il carico acido diventa leggermente alcalino riducendo quindi il rischio di problemi digestivi e svariati problemi di salute causati da un corpo con un'elevata acidità.

Rinforzamento del sistema immunitario, detox corporeo e anti-età

Verdure e frutti ricchi di nutrienti, soprattutto i superfood, forniscono molti benefici curativi ed anti-infiammatori e possono rafforzare il sistema immunitario. I superfood sono fondamentalmente ricchi di antiossidanti che risultano essenziali per eliminare le tosine ed i radicali liberi, e vitali nell'accelerare il metabolismo.

È stato dimostrato che erbe e spezie come l'aglio, i peperoni rossi, lo zenzero e le cipolle sono efficaci nel potenziare il sistema immunitario. Lo zenzero aiuta l'adeguata digestione degli alimenti per avere un'assimilazione maggiore delle sostanze nutritive ed ha elementi anti-infiammatori che riducono il dolore. I superfood vegetariani potenziano il sistema immunitario perché contengono alte quantità di vitamine A ed E, grassi acidi omega-3, beta-carotene, antiossidanti e zinco, molto importante per lo sviluppo dei globuli bianchi, i quali distruggono i batteri ed i virus che invadono il corpo. Il cocco produce acido laurico che aiuta a rafforzare l'immunità delle persone.

Un altro modo per potenziare il sistema immunitario è consumare più superfood vegetali. Forniscono le sostanze nutritive necessarie per combattere contro l'invecchiamento, migliorare la qualità della pelle e rimuovere le lentiggini. Altre proprietà anti-età della dieta comprendono una guarigione delle ferite più rapida ed un funzionamento del sistema immunitario migliore. alte quantità di antiossidanti provenienti dai superfood sono anche essenziali nell'eliminare componenti chimici tossici, minerali e radicali liberi, e nel mantenere il fegato sano, nel ripristinare il normale funzionamento dei globuli rossi per una circolazione sanguigna efficiente.

Livelli di colesterolo e zuccheri regolati

Una dieta vegetariana promuove una crescita lenta e costante degli zuccheri nel sangue e dei livelli d'insulina abbassando il consumo di carboidrati e zuccheri. Gli alimenti ricchi di zuccheri e carboidrati vuoti causano una rapida crescita dei livelli di zuccheri nel sangue e d'insulina, causa primaria di obesità, ipertensione, lipidi nel sangue non sani, dei livelli di colesterolo alti e del diabete di tipo 2.

I livelli d'insulina nel sangue si abbassano quando si riduce il consumo di carboidrati. Alti livelli d'insulina contribuiscono all'accumulo del grasso, mentre bassi livelli facilitano il bruciare dei grassi, risultato di una dieta ricca di proteine e povera di carboidrati. Mantenere i livelli di zuccheri nel sangue stabili è molto importante perché il nostro corpo rompe questi alimenti facilmente, il che può causare un improvviso aumento dei livelli di zuccheri nel sangue che possono portare a svariati problemi di salute e malattie. La dieta vegetariana elimina o riduce i gruppi alimentari che alterano troppo il livello degli zuccheri nel sangue, come i semi e gli alimenti ricchi di zuccheri, suggerendo di mangiare principalmente verdure e frutti per aiutare a stabilizzare i livelli di zuccheri.

Invecchiare con successo e lunga vita

Invecchiare in maniera salutare non è solo descritto con l'assenza di malattie e condizioni associate all'invecchiamento, ma viene identificato con il mantenimento e lo sviluppo di adeguate e ottimali funzioni sociali, fisiche e mentali e con il benessere. Sono stati mostrati significativi risultati nel migliorare la salute globale, che aiuta ad incentivare la longevità ed un invecchiamento salutare, con una dieta vegetariana.

Seguendo la dieta vegetariana, puoi raggiungere un invecchiamento salutare prevenendo e riducendo i rischi di malattie e condizioni salutari relative all'età, e ripristinando la salute per un adeguato funzionamento di tutti i sistemi corporei. La dieta vegetariana ha mostrato grandiosi risultati benefici antietà, e fornisce effetti positivi alla salute quali una qualità del sonno migliore, livelli di energia più alti, una perdita di peso salutare e un aiuto nel bruciare i grassi accumulati nel corpo. Può anche aiutare a migliorare il sistema immunitario, ridurre dolori infiammatori cronici e malattie, ridurre il rischio di malattie cardiovascolari ed altri problemi di salute incentivando una miglior condizione generica e una longevità più elevata, ottenendo anche un invecchiamento migliore. I superfood vegetariani forniscono anche sostanze nutritive benefiche essenziali per creare nuove cellule sane e per rafforzare il sistema immunitario. La maggior parte degli alimenti vegetariani sono ricchi di antiossidanti, vitamine e minerali che possono aiutare ad eliminare tossine e radicali liberi e possono prevenire un invecchiamento precoce e lo sviluppo di condizioni relative all'età quali problemi cardici e malattie, diabete, infiammazioni delle giunture e malattie delle ossa. I gruppi alimentari che vengono ristretti nella dieta vegetariana come la carne animale ed i suoi derivati, gli alimenti processati, i prodotti caseari, gli olii raffinati e gli zuccheri contengono elementi che possono enormemente influenzare lo sviluppo di condizioni e malattie relative all'età e colpire la durata della vita.

CAPITOLO 3: RICETTE VEGETARIANE CON SUPERFOOD

10 Ricette per la colazione Vegetariane con Superfood

Smoothie Avocado, Cocco e Matcha

Tempo di preparazione: 5 minuti
Porzioni: 2

Ingredienti:
- 1 cucchiaino di polvere matcha
- ½ tazza di crema di cocco
- 1 tazza di latte di mandorle
- 1 avocado grande, snocciolato
- 1 cucchiaio di polvere di proteine vegane alla vaniglia
- 1 cucchiaio di miele al naturale (opzionale)
- 2 cubetti di acqua di cocco (opzionale)

Procedimento:

1. Metti tutti gli ingredienti in un frullatore e mescolali per circa 30 secondi a velocità medio-bassa. Metti a velocità alta e mescola finché il composto non sia diventato denso e uniforme.

2. Dividi in due bicchieri da portata e servi immediatamente.

Smoothie Cacao, Mirtillo e Kefir

Tempo di preparazione: 5 minuti
Porzioni: 2
Ingredienti:

1 tazza di vaniglia organica kefir
½ tazza di yogurt bianco di soia
1 tazza di mirtilli congelati
2 cucchiai di polvere di cacao naturale
1 pizzico di cannella
1 cucchiaio di sciroppo d'acero puro

Per il topping:

½ cucchiaino di semi di cacao, per il topping
1 cucchiaio di polline d'api, per iltopping

Procedimento:

1. Metti tutti gli ingredienti in un frullatore e mescolali per circa 30 secondi a velocità medio-bassa. Metti a velocità alta e mescola finché il composto non sia diventato denso e uniforme.

2. Versa in due bicchieri da portata, decora con i semi di cacao e con il polline d'api e servi immediatamente.

Smoothie di Frutti Rossi e Spirulina

Tempo di preparazione: 5 minuti
Porzioni: 2

Ingredienti:

1 ½ cucchiaini di spirulina
½ tazza di kefir o di yogurt di soia
1 tazza di latte di soia
1 tazza di mirtilli congelati
½ tazza di lamponi congelati
2 cucchiai di bacche di Goji essiccate
Semi di Chia o fiocchi di cocco sfilacciati, per il topping (opzionale)

Procedimento:

1. Metti tutti gli ingredienti in un frullatore e mescolali per circa 30 secondi a velocità medio-bassa. Metti a velocità alta e mescola finché il composto non sia diventato denso e uniforme.
2. Metti in due bicchieri da portata e decora con semi di Chia e fiocchi di

cocco sfilacciati, se vuoi. Servi immediatamente.

Barrette di GranolaSuperfood

Tempo di preparazione: 5 minuti
Tempo di cottura: 30 minuti
Porzioni: 8 - 12

Ingredienti:

1 tazza di farina di mandorle
½ tazza di semi misti
2 cucchiai di semi di canapa
1 ½ tazze di avena
½ tazza di avena in polvere
½ tazza di bacche di Goji essiccate
½ tazza di semi di cacao al naturale
2 cucchiai di polvere di Maca
1 cucchiaino di cannella in polvere
¼ tazza di miele al naturale
¼ tazza di sciroppo d'acero puro
3 - 4 cucchiai di olio di cocco sciolto

Procedimento:

1. Preriscalda il forno a 170°, ricopri una teglia da forno (8x8) con la carta stagnola e ungi leggermente con l'olio. Metti da parte.

2. Mescola insieme tutti gli ingredienti secchi in una scodella.
3. Sciogli l'olio di cocco in una padella, rimuovila dal fuoco e mescola insieme all'olio di cocco il miele e lo sciroppo d'acero. Mescola finché non siano ben amalgamati ed aggiungi al composto secco.
4. Mescola finché tutti gli ingredienti non siano ben amalgamati. Metti nella teglia da forno pronta e distribuisci uniformemente sulla teglia.
5. Cuoci in forno per circa 30 minuti, o finché la parte superiore non sia marrone-dorata. Togli la teglia dal forno, metti su una griglia e lascia raffreddare completamente. Metti su un tagliere e taglia in quadretti.
6. Servi immediatamente, o metti in contenitori ermetici e conserva in frigorifero per un utilizzo futuro.

Panini Croccanti con Mix di Semi

Tempo di preparazione: 5 minuti
Tempo di cottura: 25 minuti

Porzioni: 6 - 8

Ingredienti:

½ tazza di semi misti
2 cucchiai di semi di lino
¼ tazza di semi di Chia
¼ tazza di avena
¼ tazza di farina macinata a pietra
½ cucchiaino di sale rosa dell'Himalaya o sale vero
1 tazza di acqua di cocco
¼ tazza di miele al naturale o 2 cucchiai di nettare d'agave
2 cucchiai di olio di cocco sciolto

Procedimento:

1. Preriscalda il forno a 150°.
2. Metti il miele e l'acqua di cocco in una piccola ciotola, mescola finché non siano ben mescolati e metti da parte.
3. In una scodella diversa, mescola tutti gli ingredienti secchi e versa poi l'olio di cocco e il composto con il miele. Mescola finché non siano ben amalgamati, copri poi la scodella e lascia riposare per 30 minuti.

4. Prepara due fogli di carta da forno mentre lasci riposare il composto. Metti il composto sopra uno dei due fogli e copri con l'altro. Spiana il composto in fogli molto sottili.
5. Rimuovi la carta da forno da sopra il composto. Taglia in quadrati ma non separarli ancora e mettili su una teglia. Cuoci in forno per circa 25 minuti, o finché non siano croccanti e leggermente dorati.
6. Togli dal forno, metti su una griglia e lascia raffreddare prima di rompere i quadrati. Servi immediatamente o conserva in contenitori ermetici.

Barrette per la Colazione all'Avena e Cacao

Tempo di preparazione: 10 minuti
Tempo di cottura: 25 minuti
Porzioni: 16

Ingredienti:

Per la base:

2 tazze di avena macinata a pietra
1 tazzadimandorle sgusciate o a fette
2 cucchiaidisemi di cacao
1 cucchiaino di sale marino celtico
½ cucchiaiodicannella macinata
2 banane mature medie, a cubetti
1 cucchiaiodipolvere di proteine vegane
1 cucchiainodi puro estratto di vaniglia
2 - 3 cucchiainidiolio di cocco
¼ tazzadimiele al naturale

Per lo strato superiore:

½ tazzadifiocchi d'avena
¼ tazzadimandorle a fette
2 cucchiaidisemi di Chia
2 cucchiaidisemi di canapa
1 tazzadimirtilli freschi
¼ tazzadilatte di mandorla o di soia o di cocco
1 pizzico abbondante di cannella macinata
1 cucchiainodipolvere di cacao al naturale

Procedimento:

1. Preriscalda il forno a 170°, metti la carta da forno su una teglia (9x9) e ungila leggermente con l'olio. Metti da parte.

2. In una scodella grande, mescola tutti gli ingredienti secchi per la base ed unisci anche gli ingredienti umidi. Mescola finché non siano ben amalgamati e metti poi il composto nella teglia. Cospargi in maniera da riempire tutta la teglia in modo uniforme, per avere lo stesso spessore. Cuoci in forno per 10 minuti, metti su una griglia e lascia riposare mentre prepari il composto per lo strato superiore.
3. Mentre cuoci la base, mescola tutti gli ingredienti per lo strato superiore e poi mettili sopra la base. Spargi il composto equamente. Metti nuovamente in forno per altri 15 minuti o finché non sia cotto il composto.
4. Togli dal forno, metti su una griglia e lascia raffreddare completamente. Taglia in quadrati e conserva in contenitori ermetici.

Pudding di Riso Selvatico per la Colazione

Tempo di preparazione: 10 minuti
Tempo di cottura: 35 minuti

Porzioni: 4

Ingredienti:

1 tazza di mirtilli freschi
¼ tazza di fragole fresche
1 banana matura, sbucciata e a fette
1 cucchiaino di cannella macinata, per il topping
1 cucchiaio di fiocchi di cocco sfilacciati, per il topping

Per il composto allo yogurt:

2 tazze di yogurt di kefir o di soia
2 cucchiai di sciroppo d'acero o miele al naturale, o il necessario per insaporire
2 cucchiai di semi di Chia germogliati
¼ tazza di latte di soia o di canapa

Per il riso selvatico:

1 tazza di riso selvatico, sciacquato e scolato
1 tazza di acqua
1 tazza di latte di mandorla o di cocco non dolcificato

Procedimento:

1. Metti tutti gli ingredienti per il composto allo yogurt in una scodella, mescola brevemente e lascia riposare mentre prepari gli altri ingredienti.
2. Sciacqua il riso selvatico sotto acqua corrente fredda finché l'acqua di scolo non risulti pulita. Lascia sobbollire in una padella con acqua in bollitura salata per 30-35 minuti, o finché non sia morbido. Togli dal fuoco e metti da parte finché il riso non avrà completamente assorbito l'acqua.
3. In una scodella grande, metti i mirtilli, le fragole, la banana, il riso selvatico e il composto allo yogurt e mescola delicatamente.
4. Dividiin 4 scodelle da portata e spolvera con la cannella ed i fiocchi di cocco. Servi immediatamente o raffredda prima di servire.

Insalata di Germogli di Grano per la Colazione

Tempo di preparazione: 5 minuti
Tempo di cottura: N/A
Porzioni: 6 - 8

Ingredienti:

2 tazzedifiocchi d'avena germogliati
1 tazzadi quinoa germogliata
½ tazza di miglio germogliato
51 tazza di yogurt di soia o di kefir
½ tazzadicanapa alla vaniglia o latte di mandorla
1 pizzico abbondante di noce moscata
½ cucchiainodizenzero tritato
½ tazzadimandorle a fette
½ tazzadianacardi tostati
1 tazzadimirtilli o fragole freschi

Per il condimento miele e lime:

¼ tazzadiolio di cocco o di lino
2 lime organici, succo e scorza
½ tazzadimiele al naturale o sciroppo d'acero

Procedimento:

1. In una ciotola grande, metti l'avena, la quinoa, gli anacardi e imirtilli. Versa anche lo yogurt di soia e il latte di canapa e aromatizza per insaporire con la polvere di zenzero e di noce moscata. Mescola delicatamente e dividi in quattro ciotole da portata.
2. Spruzza con il condimento di lime e miele e servi immediatamente.

Porridge di Cocco Sfilacciato, Quinoa e Chia

Tempo di preparazione: 10 minuti
Tempo di cottura: 10 minuti
Porzioni: 6 - 8

Ingredienti:

- 2 tazzediquinoagermogliata (bagnata e scolata)
- 1 tazzadisemi di Chia germogliati
- ½ tazzabacche di Goji essiccate
- 1 tazzadifiocchi di cocco sfilacciati
- 1 tazzadilatte di soia o di mandorla
- ½ tazzadiyogurt di soia
- ½ cucchiainodicannella macinata

- 3 - 4 cucchiaidi puro sciroppo d'acero o miele al naturale
- ¼ tazzadimandorle a pezzi
- 2 cucchiaidipolline d'api fresco, per il topping
- 2 cucchiaidicocco sfilacciato extra, per iltopping

Procedimento:

1. Metti in una ciotola grande la quinoa, i semi di Chia, le bacche di Goji, i fiocchi di cocco, la cannella, il latte di soia e lo yogurt, e mescola un po'. Copri la ciotola e metti in frigorifero per almeno 2-4 ore.
2. Togli la ciotola dal frigorifero, metti il composto in una padella e mescola insieme anche le mandorle e lo sciroppo d'acero o il miele. Cuoci finché non inizia a bollire o finché non sia completamente caldo.
3. Dividi in quattro scodelle da portata e decora con il polline d'api ed il cocco sfilacciato prima di servire.

Ciotola di Superfood Acai per la Colazione

Tempo di preparazione: 10 minuti
Tempo di cottura: N/A
Porzioni: 6 - 8

Ingredienti:

Per il composto di acai:

- 1 pacco di purea di acai non dolcificata congelata, scongelata e a pezzi
- 1 ½ tazzadi mirtilli congelati
- 1 ½ tazzadi banane a fette congelate slicedfrozenbananas
- 1 ½ tazze di latte di mandorla o di cocco
- 1 cucchiaino di puro estratto di vaniglia
- 1 cucchiaio di proteine vegane in polvere
- 2 cucchiai di miele al naturale o nettare d'agave

Per iltopping:

- 1cucchiainodi semi di cacao
- 2 cucchiai di semi misti essiccati
- 2 cucchiai di bacche miste essiccate

Procedimento:

1. Metti tutti gli ingredienti per il composto di acai in un frullatore e frulla finché non diventi denso e cremoso.
2. Dividi in quattro scodelle da portata, decora con gli ingredienti per il topping e servi immediatamente.

10 Ricette per piatti principali Vegetariane con Superfood

Verdure grigliate e Hemp Fu Marinato

Tempo di preparazione: 20 minuti
Tempo di cottura: 40 minuti
Porzioni: 3 - 4

Ingredienti:

350 grammi di hemp fu o tofu di soia scolato e spremuto, tagliato in cubi grandi
1 peperone rosso dolce grande, tagliato a strisce
1 tazza di cime di cavolfiore
1 tazza di germogli di asparago

Vero sale e pepe nero per insaporire

Per la marinatura:

1/3 tazza di amminoacidi naturali di cocco o namushoyu
1 limone organico grande, succo e scorza
2 cucchiai di aceto balsamico
2 cucchiai di miele al naturale
2 cucchiai di olio di cocco sciolto
1 ½ cucchiaini di aglio tritato
1 small cipolla rossa tritata
1 cucchiaino di curcuma in polvere
1 cucchiaino di condimenti misti all'italiana

Procedimento:

1. Mescola tutti gli ingredienti per la marinatura in una scodella, aggiungi il tofu e mescola delicatamente finché il tofu non sia stato coperto equamente dalla marinatura. Copri la scodella e metti in frigorifero per almeno due ore per marinare il tofu.
2. Preriscalda il forno a 200°, ricopri due teglie da forno bordate con la carta stagnola e metti da parte.

3. Quando il tofu è pronto, scola e metti nella teglia preparata.
4. Aggiungi le verdure nel composto per la marinatura e mescola delicatamente per coprirle equamente. Sposta nell'altra teglia preparata e cuori con il tofu di soia per 15 minuti nel forno.
5. Gira il tofu e le verdure e cuoci in forno per altri 15-20 minuti. Togli dal forno quando il tofu è completamente cotto e le verdure sono morbide.
6. Dividi le verdure in piatti da portata, cospargile col tofu e servi immediatamente.

Zuppa Cremosa di Fagioli Bianchi con Riso Selvatico

Tempo di preparazione: 10 minuti
Tempo di cottura: 50 - 60 minuti
Porzioni: 4 - 6

Ingredienti:

4 tazze di brodo vegetale fatto in casa
1 cucchiaio di olio di cocco
1 tazza di pomodori a concassé
1 tazza di cipolla bianca a cubetti

2 cucchiaini di aglio tritato
1 ½ tazza di fagioli bianchi in scatola, scolati
1 ½ tazza di riso selvatico, sciacquato e scolato
2 cucchiaini di erbe miste all'italiana
Sale e pepe nero, per insaporire
½ tazza di crema di cocco
2 cucchiai di radice di maca in polvere
1 tazza di foglie di verza fresche, tagliate a pezzi
1 stelo di cipollotto, a pezzi

Procedimento:

1. Prendi un pentolone pesante e mettilo su fuoco medio-alto ed aggiungi l'olio o il ghi. Rosola la cipolla, l'aglio e il pomodoro per circa 3 - 4 minuti, o finché non siano diventati soffici e fragranti.
2. Aggiungi il brodo, i fagioli, il riso e le erbe, copri il pentolone e lascia cuocere fino a far bollire il tutto. Abbassa la fiamma, mescola velocemente gli ingredienti e copri la pentola. Lascia sobbollire per circa 40 - 50 minuti o

finché il riso ed i fagioli non siano morbidi e ben cotti.
3. Mentre fai sobbollire la zuppa, sciogli la radice di maca in una ciotola con ¼ tazza di brodo e metti da parte.
4. Quando la zuppa è pronta, versa all'interno la crema di cocco e il composto di macae condisci per insaporire con sale e pepe nero. Aggiungi la verza e cuoci finché non sia leggermente scottata. Togli dal fuoco e, se vuoi, aggiusta i condimenti.
5. Dividi in scodelle da portata, decora con il cipollotto e servi caldo.

Insalata di Broccoli e Fave

Tempo di preparazione: 10 minuti
Tempo di cottura: 10 minuti
Porzioni: 4

Ingredienti:

2 tazze di fave bollite
1 tazza di piselli verdi sgranati, bolliti e scolati

2 tazze di cime di cavolfiore scottate
1 peperone rosso dolce medio, senza semi e tagliato in strisce sottili
1 cipolla bianca piccola, finemente affettata
½ cucchiaino di erbe miste all'italiana
Sale e pepe nero per insaporire
1 cucchiaino di semi di sesamo tostati
1 cucchiaino di prezzemolo fresco a pezzi

Per il condimento dell'insalata:

1 limone organico, succo
¼ tazza di salsa tahina
1 cucchiaino di nettare d'agave
1 cucchiaino di fiocchi di peperoncino spezzettati

Procedimento:

1. Fai bollire leggermente i broccoli in una pentola piena d'acqua bollente per circa 1 - 2 minuti. Toglili dalla pentola e mettili in una scodella con del ghiaccio per fermare un'ulteriore cottura. Scola, metti in una ciotola grande e metti da parte.

2. In una scodella piccola, metti tutti gli ingredienti per il condimento e mescola finché non siano ben amalgamati. Metti da parte.
3. Metti le fave, i piselli, il peperone dolce, la cipolla e le erbe nella ciotola contenente i broccoli. Condisci con sale e pepe per insaporire e versa il condimento per insalata.
4. Mescola delicatamente per coprire uniformemente le verdure con il condimento per insalata e dividi in scodelle da portata.
5. Decora con i semi di sesamo ed il prezzemolo, lascia raffreddare prima di servire o servi immediatamente.

Hemp Fu Grigliato Piccante con Insalata di Fagioli Misti

Tempo di preparazione: 15 minuti
Tempo di cottura: 10 - 15 minuti
Porzioni: 4 - 6

Ingredienti:

230 grammi di hemp fu o tofu di soia scolato e spremuto, tagliato in 4 parti uguali
1 cipolla bianca media, a quarti
1 patata dolce, a quarti
1 peperone dolce grande, a quarti

Per la marinatura:

1 cucchiaio di salsa di pomodoro
1 cucchiaio di amminoacidi al naturale del cocco
1 cucchiaino di olio d'oliva extra-vergine
1 cucchiaino di stevia liquida o 1 cucchiaio di nettare d'agave
1 cucchiaio di mostarda pronta
½ cucchiaino di aglio in polvere
2 cucchiai di salsa sriracha
1 cucchiaino di peperoncino in fiocchi macinato
Sale e pepe nero per insaporire

Procedimento:

1. Mescola tutti gli ingredienti per la marinatura finché non siano ben amalgamati. Aggiungi l'hemp fu e

mescola per coprirlo equamente con il composto per la marinatura. Lascia riposare per almeno un'ora orima di grigliarlo ed immergi due stecchi di legno nell'acqua.
2. Mentre fai marinare l'hemp fu, preriscalda la griglia a fuoco alto e spolvera delicatamente le grate con l'olio.
3. Dopo aver fatto marinare l'hemp fu, togli gli stecchi dall'acqua ed asciugali con dei tovaglioli di carta.
4. Infila la cipolla, un pezzo di hemp fu, un quarto di patata dolce ed una fetta di peperone dolce. Ripeti l'ordine con gli ingredienti restanti.
5. Metti la griglia a fuoco medio griglia gli spiedi per circa 8-10 minuti girandoli di tanto in tanto per cuocerli equamente da tutti i lati.
6. Mentre li grigli, spolverali regolarmente con la marinatura rimasta e butta poi gli stecchi di legno con i quali hai grigliato il tofu.
7. Lascia riposare per circa 5 minuti prima di servire su un piatto da portata.

Insalata di Edamame, Quinoa e Verza

Tempo di preparazione: 15 minuti
Tempo di cottura: 10 - 15 minuti
Porzioni: 4 - 6

Ingredienti:

Per l'insalata:

- 2 tazze di quinoa germogliata o bollita
- 1 ½ tazze di fagioli edamame bolliti
- 3 tazze abbondantemente piene di foglie di verza a pezzi
- 1 tazza di pomodori ciliegini tagliati in quattro
- 2 scalogni, finemente affettati
- 1 tazza di mango maturo fresco tagliato a cubetti
- 1 tazza di avocado maturo fresco tagliato a cubetti
- 2 cucchiai di mandorle tostate a pezzi

Per il vinaigrette al limone:

- 2 cucchiai di olio di semi di lino o olio d'oliva
- 1 limone organico, succo
- ½ cucchiaino di aglio tritato

1 cucchiaino di miele al naturale o nettare d'agave
1 cucchiaino di foglie di basilico fresco finemente tritate
Sale rosa dell'Himalaya o sale vero e pepe nero per insaporire

Per il topping:

2 cucchiai di bacche miste essiccate
2 cucchiai di noci miste secche
2 cucchiai di prezzemolo fresco tritato

Procedimento:

1. Mescola tutti gli ingredienti per il vinaigrettein una scodella media e sbattili finché non siano ben amalgamati ed omogenei.
2. Metti tutti gli ingredienti per l'insalata in una ciotola grande. Spruzza con il vinaigrette al limone e mescola delicatamente per coprire equamente tutti gli ingredienti dell'insalata con il vinaigrette. Condisci con sale e pepe nero e lascia riposare per almeo 30 minuti prima di servire.

3. Dividi in quattro scodelle da portata e servi immediatamente con gli ingredienti per il topping.

Insalata Verde di Fave con Quinoa e Salsa all'Avocado

Tempo di preparazione: 15 minuti
Tempo di cottura: N/A minuti
Porzioni: 4 - 6

Ingredienti:

Per l'insalata:

2 tazze di quinoa precotta
2 tazza di fave fresche sgranate
1 testa di lattuga media, senza torsolo e grossolanamente tagliata
1 cucchiaio di olio di lino
2 cucchiai di mandorle tostate a pezzi
Sale e pepe nero, per insaporire

Per la salsa all'avocado:

1 avocado grande maturo, denocciolato e a cubetti
2 limoni organici, succo
2 - 3 cucchiaini di olio di lino o d'oliva

- 1 jalapeno verde, senza semi e a pezzi
- 2 cucchiai di foglie di coriandolo fresco tritate
- ½ cucchiaino di condimenti misti all'italiana
- ½ cucchiaino coriandolo in polvere

Procedimento:

1. Metti tutti gli ingredienti per la salsa in un frullatore e frulla finché non siano omogenei e cremosi. Metti in una ciotolina e metti da parte.
2. In una scodella diversa, metti tutti gli ingredienti per l'insalata e condisci con sale e pepe per insaporire.
3. Servi l'insalata con la salsa all'avocado in due scodelle diverse.

Insalata Verde di Avocado e Bulgur con Hemp Fu fritto

Ingredienti:

Per il condimento dell'insalata:

- ¼ tazza di foglie di coriandolo fresche tagliate grossolanamente
- 1 stelo medio di cipolline, tagliato
- 1 cm di radice di zenzero fresco, tritata
- 2 cucchiai di mirin o vino di riso
- 2 cucchiai di pinoli tostati e a pezzi
- 1 cucchiaio di aceto di vino di riso
- 1 cucchiaio di avocado
- 1 pizzico abbondante di sale

Per l'insalata di avocado:

- 1 tazza abbondante di cavolo verde fresco, a pezzi
- 1 tazza di grano bulgur precotto/bollito, scolato
- 1 avocado maturo, denocciolato e tagliato a spicchi
- 230 grammi di hemp fu o tofu di soia scolato e spremuto, tagliato in 4 fette

Procedimento:

1. Metti tutti gli ingredienti per il condimento in una scodella piccola e mescola finché non siano ben amalgamati. Coprie metti da parte.
2. In una scodella da portata grande, metti tutti gli ingredienti per l'insalata e spruzza metà del condimento per insalata. Mescola gentilmente e lascia riposare per almeno due ore prima di servire, se vuoi.
3. Servi l'insalata con il condimento restante in una piccola ciotolina per salse.

Insalata di Fave e Rucola con Albicocche e Hemp Fu

Ingredienti:

340 grammi di fette di hemp fu fritto
¼ tazza di bacche essiccate miste
Sale e fiocchi di peperoncino spezzati

Per il vinaigrette:

2 cucchiai di olio extra vergine d'oliva
2 cucchiai di aceto di vino bianco
1 pizzico abbondante di sale
1 cucchiaio di prezzemolo fresco tritato
1 pizzico di pepe nero macinato
½ cucchiaino di foglie essiccate di dragoncello

Per l'insalata:

2 tazze di fave fresche sgusciate, scottate
¼ cucchiaino di pepe nero macinato
1 tazza abbondante di rughetta fresca
½ testa di lattuga verde media, foglie a parte
1 tazza di albicocche fresche a fette
½ tazza di cipolla rossa affettata finemente

Procedimento:

1. Condisci le fette di hemp fu con sale e pepe nero, e friggile in una padella con l'olio per 4 minuti per ogni lato. Scotta le fave in una pentola con l'acqua bollente per 2-3 minuti e scola

completamente. Metti l'hemp fu fritto su un piatto e le fave in una scodella grande, metti il tutto da parte.
2. In una scodella piccola, sbatti insieme l'aceto, il sale ed un pizzico di pepe nero. Mescola l'olio e sbatti finché non sia ben amalgamato. Metti da parte.
3. Mescola tutti gli ingredienti per l'insalata in una scodella grande, ad eccezion fatta per l'hemp fu. Versa il vinaigrette e mescola delicatamente per coprire equamente tutti gli ingredienti per l'insalata. Condisci con il sale ed i fiocchi di peperoncino per condire e mescola velocemente.
4. Dividi in 4 scodelle da portata, metti sopra l'hemp fu fritto e servi immediatamente.

Bulgur al Curry e Fagioli di Lima con Zucca

Ingredienti:

2 tazze di fagioli di Lima precotti
2 tazze di bulgur precotto
1 tazza di zucca violina a cubetti
2 cucchiaiio di aglio tritato
½ tazza di cipolla rossa a cubetti
1 pomodoro rosso grande, a cubetti
1 cucchiaio di olio di semi di lino o d'oliva
1 pizzico abbondante di assafetida
¼ tazza di foglie di coriandolo fresco, a pezzi
¼ cucchiaino di polvere di peperoncino
¼ cucchiaino di semi di cumino macinati
½ cucchiaino di semi di mostarda macinati
½ cucchiaino di semi di cumino
2 cucchiai di pasta di curry giallo
1 pizzico abbondante di curcuma macinata
3 tazze di brodo vegetale, o quante ne sono necessarie
1 tazza di crema di cocco
Fior di sale e pepe nero per insaporire

Procedimento:

1. Metti una padella grande su fuoco medio-alto ed aggiungi l'olio. Rosola le cipolle, l'aglio ed i pomodori per circa 3-4 minuti, o finché non siano morbidi e teneri.
2. Mescola le spezie ed il resto degli ingredienti nella padella. Cuoci per ulteriori 3-4 minuti circa e versa abbastanza brodo da coprire completamente tutti gli ingredienti.
3. Lascia cuocere finché il brodo non stia bollendo, mescola e riduci il fuoco mettendolo basso. Lascia sobbollire per circa 20-25 minuti e condisci con sale e pepe per insaporire.
4. Quando tutti gli ingredienti sono ben cotti e pronti per essere serviti, togli la padella dal fuoco e, se ce n'è bisogno, regola i condimenti.
5. Versa in quattro scodelle da portata e servi caldo.

Insalata di Fave e Broccoli con Condimento di Tahina

Tempo di preparazione: 10 minuti
Tempo di cottura: 10 minuti
Ingredienti:

2 tazze di fave precotte o bollite
1 tazza di edamame bolliti
2 tazze di cime di broccoli scottate
½ tazza di peperone rosso dolce a fette
¼ tazza di bacche di Goji essiccate
Sale e pepe nero per insaporire
½ cucchiaino di peperoncino in fiocchi macinato

Per il condimento di tahina:

3 cucchiai di tahina
1 limone, succo
1 cucchiaino di aglio tritato
½ cucchiaino di sale con spezie
1 cucchiaino di miele al naturale o stevia

Procedimento:

1. Metti tutti gli ingredienti per il condimento di tahina in un frullatore e

frulla finché non siano omogenei e cremosi.
2. Metti tutti gli ingredienti per l'insalata in una ciotola grande e condisci per insaporire con sale, pepe e peperoncino in fiocchi. Spruzza con il condimento di tahina e mescola delicatamente per coprire tutti gli ingrendienti dell'insalata equamente con il condimento.
3. Dividi in 4 scodelle da portata e servi immediatamente.

Conclusioni

La dieta vegetariana fornisce una nutrizione bilanciata per andare incontro ai bisogni nutrizionali del corpo. Fornisce anche le migliori fonti di alimenti vegetariani da tutti i maggiori gruppi alimentri per dare al corpo le giuste quantità ed i corretti tipi di nutrienti essenziali per mantenere la salute ottimale e un adeguato funzionamento del corpo. I superfood sono da tempo riconosciuti per le loro proprietà anti-età e potentiatrici del sistema immunitario, e possono portare verso un invecchiamento sano ed una durata della vita più lunga. Gli altri benefici salutari della dieta comprendono il rafforzamento del sistema immunitario, la prevenzione di svariate malattie e condizioni di salute, un miglioramento dello stato di salute generale ed un invecchiamento salutare.

In questo libro sono comprese anche ricette salutari con superfood vegetariani, facili da preparare e specificatamente create per darti svariate e deliziose possibilità di cucina vegetariana.

www.ingramcontent.com/pod-product-compliance
Lightning Source LLC
Chambersburg PA
CBHW071851070526
44583CB00016B/1637